Das Andere
52

Paolo Milone
A arte de amarrar as pessoas



Tradução de Cezar Tridapalli
Editora Âyiné

Paolo Milone
A arte de amarrar as pessoas
Título original
L'arte di legare le persone
Tradução
Cezar Tridapalli
Preparação
Pedro Fonseca
Revisão técnica
Natalia Timerman
Revisão
Livia Lima
Tamara Sender
Projeto gráfico
CCRZ
Produção gráfica
Daniella Domingues
Imagem da capa
Julia Geiser

Direção editorial
Pedro Fonseca
Coordenação editorial
Luísa Rabello
Sofia Mariutti
Assessoria de imprensa
Clara Dias
Assistente de design
Rita Davis
Conselho editorial
Simone Cristoforetti
Zuane Fabbris
Lucas Mendes

© Giulio Einaudi editore
Torino
2021 e 2022

Primeira edição, 2024
© Editora Âyiné
Praça Carlos Chagas
Belo Horizonte
30170-140
ayine.com.br
info@ayine.com.br

Isbn 978-65-5998-139-7

1.
Tendo fugido de qualquer outro trabalho por medo,
encontro-me fazendo o trabalho que mais mete medo em todos.

# Primeiro capítulo
# Ala 77

1.
Dou uma volta pela primeira vez no novo setor psiquiátrico: esqueceram dos consultórios para as entrevistas.
É como se em um setor cirúrgico esquecessem das salas de operação.
Perguntei: onde fazemos as entrevistas?
Eles me olharam surpresos, que pergunta: entrevistas? no quarto do paciente, caramba!
Eu digo: o cirurgião, no quarto, ministra alguns poucos medicamentos,
remove os pontos, ausculta a barriga,
mas para as intervenções ele precisa da sala de operações.
Eu, que sou um psiquiatra, no leito do paciente faço as saudações, as formalidades, dou tapinhas,
digo umas bobagens, sorrio pra lá e pra cá.
Eu posso ser jovem, mas tenho certeza:
para as entrevistas, eu preciso do consultório, caramba.

2.
Insisti para ter um consultório.
Responderam-me que não há dinheiro para coisas caras.
Caras? O consultório para entrevistas é uma sala vazia.

3.
Retiram vassouras de uma despensa e me dizem: serve para você como consultório?
É pequena demais. Vá para o refeitório, então. É grande demais.
Mas você quer o quê?

O consultório para entrevistas não deve ser tão grande,
mas também não tão pequeno.
Não deve ser tão iluminado, mas também não tão escuro.
Não deve ser tão barulhento, mas também não tão silencioso.
Percebo: é difícil demais. É uma sala mágica.
Nunca terei um consultório para entrevistas.

4.
Ontem, os dirigentes vieram em grupo ver o novo
setor psiquiátrico e se alegraram: como são
grandes os quartos dos pacientes!
Depois, barulhentos e eufóricos, partiram para outros
lugares. E eu pensei:

Os eufóricos são ambiciosos, insolentes e incansáveis, a euforia
ajuda a subir na carreira.
Mas assim que alcançam uma posição, ficam entediados e, em vez
de liderar, olham ao redor: O que estou fazendo aqui?
Logo pensam em se transferir.
Esse é o limite deles, precisam se mexer.
É por isso que os dirigentes acreditam, de boa-fé e ignorância,
que os pacientes amam o espaço. O espaço tem para eles um
valor positivo absoluto.
Mas não é assim.

A euforia é só um dos muitos distúrbios mentais:
em outros, o paciente é indiferente ao espaço,
em outros ainda, impensável, mas verdadeiro, é angustiado pelo
espaço.
O mundo está cheio de depressivos que dormem em um sofá
sem sequer colocar o pijama,
ou na beira da cama sem nem puxar o lençol,
muitos dormem em uma cadeira.
Se você der a eles uma cama de casal, depois de um mês ela está
intacta.
Eles preferem assim. Não é do espaço externo que precisam.

5.
Entro em enormes quartos vazios,
vejo o paciente ao longe em seu leito,
atravesso metros cúbicos de nada,
inflados de loucura, onde infinitos mundos coexistem,
e, após uma comprida viagem no silêncio,
chego à ilha do desespero,
enquanto o chefe já acordou os cães
e sacou a faca.
Quando chego, estou cansado e indefeso.
Não sei mais o que dizer, nem o que fazer.
É melhor voltar para um terreno seguro,
abandonando esse bote no mar infinito.

6.
Cada manhã é um arrepio,
três portas blindadas para ir ao trabalho.
Imagino entrar em uma central atômica com as pilhas
imersas na água pesada,
ou nos cofres do Banco da Itália, cheios de barras de ouro
e de platina,
ou no cíclotron, mil metros abaixo do Gran Sasso,
ou no esconderijo secreto da Spectre, percorrido por gatos
brancos,
ou nos laboratórios onde se estudam os vírus do Ebola.
Mas, que decepção:
depois de abrir a primeira, a segunda, a terceira porta,
vejo os mesmos rostos de Giovanni, Lidia e Antonio.

7.
Fala-se em diminuir o número de leitos do setor
em um clima de felicidade geral.
Os diretores estão felizes porque gastam menos,
os enfermeiros estão felizes porque trabalham menos.
Mas eu, que sou médico, por que eu deveria ficar contente?
Porque trabalho menos?

Então eu vago por espaços vazios, ouço a chuva cair, as árvores batendo na janela.
É a nova Psiquiatria. Não existe. Que felicidade.

8.
Quando eu era um jovem psiquiatra na Saúde Mental, eles se espantavam quando eu me trancava em uma sala para falar com um paciente.
Em manicômio não era comum, parecia uma bizarrice acadêmica.
Toda vez, mal uma entrevista começava, a porta era aberta
sem aviso
e alguém se inclinava de fora, por mera curiosidade.
Em seguida entrava um enfermeiro e abria uma, duas, três gavetas, procurava alguma coisa que não encontrava e, sem falar, saía.
Se eu estivesse com uma mulher, o chefe aparecia pessoalmente para verificar se não estávamos fazendo sexo.
Era um vaivém contínuo: quem perguntava por quanto
tempo ocuparíamos a sala,
quem a reservava para a tarde, quem perguntava se podia
usar o telefone,
quem observava que já estávamos lá dentro havia dez minutos.
Que duas pessoas se tranquem em uma sala para conversar é algo estranho. Perturbador.
Mesmo em um Centro de Saúde Mental.

9.
No novo setor, eles encheram o teto com detectores
de fumaça e outras parafernálias eletrônicas,
é tudo um piscar de luzinhas brancas, vermelhas e verdes,
intermitentes no escuro da noite,
como no campo as noites mágicas, quando surgem os
vaga-lumes.

No terceiro dia depois da inauguração, um paranoico me diz:
é dali que eles me espionam.
Na fantasia dos pacientes, as luzinhas são câmeras de vídeo,

microfones, borrifadores de veneno.
Ontem perguntei a um diretor: não dá para colocar os detectores de fumaça em outro lugar?
Ele me olhou como se eu fosse louco.

10.
Estou prestes a voltar para casa e te levam para o Pronto-Socorro: o nome dela é Lucrezia, me dizem, e ela fez um talho no pescoço.
Ela me recebe com um sorriso debochado de vinte e poucos anos.

Me deixa ver teus braços, te peço. Você se esquiva.
Tenho que te distrair e brincar como se faz com as crianças para descobrir teus braços
e daí, ajudado por dois enfermeiros, o corpo imaturo,
enquanto você chuta e cospe, ofendida.
Você tem trinta cortes fresquinhos de hoje, alguns bem fundos.
Mas você é idiota?, grito na tua cara.
Você me mostra a língua, depois me finca quatro unhas na carne viva
e não quer mais largar.

11.
Para extrair tuas unhas do meu braço,
tenho que segurar tua mão com força e puxá-la na direção certa.

Vou te internar, eu te digo. Não quero. Vou aplicar o TSO[1].
Basta pedir uma autorização na prefeitura e informar o juiz tutelar: uma horinha e você está na rede, peixinho.

---

1     «TSO» é a sigla para *Trattamento Sanitario Obbligatorio*. Em português, existe o «mandado de internação compulsória». Trata-se de uma medida legal para internar alguém contra sua vontade em um hospital psiquiátrico, utilizada quando o paciente apresenta risco grave para si mesmo ou para outras pessoas. Envolve autorização judicial para internação involuntária. [N.T.]

O colega do Pronto-Socorro aparece na porta:
ei, médico dos loucos,
interne essa menina na Psiquiatria. Não quero loucos
vagando pelo Pronto-Socorro!
Ligo para o meu setor e me dizem: não há vaga!
Tua mãe chega pálida: interna, por favor!
Teu pai chega bêbado: vou levar para casa!
O médico de plantão reaparece: Milone, me tire essa
menina daqui!

Eu não me perturbo, é assim todos os dias.
Só procuro teus olhos, Lucrezia:
por um momento, eles me parecem os mais sábios de todos
e você observa, partícipe: ei, psiquiatra, você entrou numa
enrascada!

12.
Não me pergunte, Anna, de noite, por que estou com uma cara
cansada.
Não é por causa da loucura.
A loucura é um jardim onde dou de beber aos meus cavalos
cansados,
solto as ferraduras, sento-me à sombra,
e deixo meu olhar repousar em colinas distantes.
Não me pergunte à noite por que minhas palavras estão confusas:
não é por causa da loucura.

13.
Assim que entro na Ala 77, arrastando Lucrezia à força,
o enfermeiro me bloqueia o caminho:
Por que vai internar, se ela não quer?
Ela quer sim.
Mas você está empurrando-a!
Ela cravou as unhas em mim e não queria me soltar,
mais claro do que isso!
O enfermeiro arregala os olhos, incrédulos.

Na Emergência Psiquiátrica, se você quer entender o paciente, precisa
ter um corpo a corpo.
Do paciente com quem tive um corpo a corpo
entendo eu, não você.

14.
Assim que chega ao setor,
Lucrezia estaca no corredor de costas para a parede
e começa a gritar sem freio: quero ir para casa!
Sussurro aos enfermeiros: precisamos amarrá-la, senão ela
se machuca.

Não, contesta Massimo, uma injeção dupla, e ela vai dormir.
Não dá, contesto eu, ela tem pressão baixa, pode desmaiar.
Então ligamos para o chefe.

Por que vocês a internaram? Vocês não deveriam tê-la internado!
Não quero TSO no meu setor!
Não quero que amarrem ninguém no meu setor!
Se não dá para usar medicamentos, fiquem perto dela a noite
toda até que ela durma.

Lucrezia passa a noite vagando pelo setor, grita e mantém
o mundo acordado,
um enfermeiro a segue suspirando,
então às três da manhã, o truque de mágica:
ela faz uma lâmina aparecer do nada e corta as panturrilhas,
a única parte do corpo preservada até então.

15.
Se você nunca experimentou a dor psiquiátrica,
não diga que ela não existe.
Agradeça ao Senhor e fique quieto.

16.
Certas manhãs, na Ala 77, parece que estou subindo em um trem
Nápoles-Turim dos anos 1950:
homens e mulheres apertados entre malas de papelão, sapatos
gastos,
garrafas de vinho, fedores e fluidos dos mais variados,
passam pelo alto cigarros, lenços, pão,
olhares perdidos em lembranças ou apreensivos com o futuro.
Uma pergunta muda, um gesto, um toque, soltam-se os cabelos,
assoa-se o nariz, dorme-se, chora-se, olha-se para o vazio,
pensa-se no destino com o rosto voltado para o vidro.
As árvores correm ao vento. O trem range.
O que estou fazendo aqui?
Eu, que passo entre a mãe com quatro filhos e o homem com
a barba de três dias,
que coça uma ferida com mãos de minerador,
eu que não sei nada.
Eu deveria ser o fiscal que pergunta: Bilhetes?

17.
Há quem considere que ser internado em Psiquiatria é a pior
coisa do mundo. Às vezes a vida é ainda pior.
Os animais feridos se escondem em uma toca e lambem
as feridas:
Psiquiatria é uma toca.

18.
Ennio, no Natal e na Páscoa, você sofre de solidão e se interna
na Ala 77.
No meio dos loucos, você se sente em casa, mais do que na tua própria casa.
Passadas as festas, você vai embora.
Ennio, isso que acontece com você no Natal e na Páscoa, acontece
comigo
todos os dias.

19.
Emilio, você é como uma criança que anda de bicicleta na descida
e não sabe usar o freio.
Para parar, você precisa bater contra alguma coisa: um marido
irritado, a polícia, o bloqueio do cartão de crédito.
Quem te ama espera que você vá bater o mais cedo
possível, para que não se machuque tanto.
Quando te conheci, você tinha acabado com o carro
numa praia,
bem na frente do mar,
e ria do susto dos banhistas que você quase atropelou.
Tua mulher chegou no Pronto-Socorro, começou a chorar e repetia:
Finalmente! Finalmente! A porta da ala está fechada com chave?
Sim.
Graças a Deus.
Depois, tua filha chegou: Finalmente! A porta da ala
está fechada com chave?
Sim.
Graças a Deus. Finalmente.

Seis meses depois, você estaciona o Porsche na calçada, deixa
uma loira no bar,
sobe apressado no meu consultório, parecendo um menininho.
Ajusta o lenço de seda azul no pescoço.
Duas manchas: o lenço está visivelmente untado de gordura
e uma haste dos óculos está presa com fita adesiva.

20.
Nós, que trabalhamos na Ala 77, com o tempo, nos acostumamos
a qualquer estranheza.
Ao cheiro de chulé e urina, aos azulejos quebrados, às portas
arrombadas, aos gritos, aos xingamentos,
aos médicos e aos enfermeiros que ficam de empurra-empurra e se
tratam
por «você», aos pacientes amarrados ao leito.
Para os pacientes que chegam, porém, é sempre a primeira vez.

Por isso, eles nos olham com olhos arregalados de admiração,
não importa o que façamos.

21.
Filippo, você não encontra palavras para me explicar o que te acontece
e me olha com raiva, expectativa e desapontamento,
eu... não encontro as palavras para me explicar o que te acontece,
e não encontro as palavras para te tranquilizar.
Filippo, sinceramente,
você está aqui, eu estou aqui,
estamos indo muito bem.

22.
Lucrezia, isso que você está me contando sobre o teu sofrimento
é um discurso de terceira mão,
comprado no mercadinho de pulgas da sala de espera por
alguns trocados,
e você quer me vender como se fosse novo!
Não caio nessa. Não compro.

23.
Lucrezia, você continua brincando de esconde-esconde com as lâminas.
Uma eu encontrei embaixo de um seio.
Outra você escondia nas roupas íntimas.
A terceira estava na sua boca — muito fácil.
Jogo acabado, ganhei: todos para casa — e já estou atrasado.

Por que você sorri desse jeito espertinho? Deixe-me ver teus sapatos!
Eu sabia: um pacotinho com quatro.
Você não perde o sorriso.
Os cabelos. Deixe-me sentir os cabelos. Nada. Quantas outras
você tem? Onde as esconde?

24.
Quando eu era jovem, era mais forte do que eu:
se eu ouvia um grito na ala, eu precisava correr para ver.

Os velhos enfermeiros não mexiam um músculo, mas para mim
era inútil resistir. As pernas iam sozinhas.
Os enfermeiros ficavam quietos, lançando-me olhares de reprovação.
Eu saía da cozinha e dava uma volta pela ala: todos
tranquilos.
«Quem está gritando?», eu perguntava. Nenhuma resposta.
Voltava perplexo para os enfermeiros e eles fingiam não saber de nada.
Outro grito.
Eu tentava ficar parado, mas era como ter um filho
pequeno chorando. Meu corpo se contorcia na cadeira.
Lá vou eu inspecionar a ala.
Na quarta vez que eu saía, os enfermeiros falavam entre si com
os olhos:
será que esse menino vai conseguir ser psiquiatra?

25.
Danilo, você tem dois metros e cento e dez quilos.
Você é um jovem esquizofrênico, mas de personalidade afetuosa.
Outro dia, você entra na sala onde eu estava escrevendo em um
prontuário. Cometi o erro de virar as costas para você:
Milone, você sabe que eu gosto muito de você, mas muito mesmo?
Duas costelas quebradas.
Danilo, menos mau que você gosta de mim.

26.
Às vezes, eu gostaria de ficar sozinho, cara a cara com a loucura,
sem todo esse turbilhão de pessoas que ficam pra lá e pra cá
agitadas e barulhentas.
Desejo perigoso.

27.
Um Minotauro perambula no Pronto-Socorro.
Ele olha ao redor, nervoso, cheira o ar, aponta os chifres
em todas as direções.
Fica bufando enquanto passa diante do altar sacrificial.
O pelo fulvo brilha.

O cheiro da floresta se espalha pelo ar.
De seu peito largo sobe um lamento profundo.

Eu, atrás da cortina, coloquei uma coroa de louros na cabeça,
lavei as mãos em água pura,
sequei-as lentamente.
Agora, saio.

28.
Psiquiatria é gritaria e choro mudo.

Antigamente, nos hospitais psiquiátricos, os pacientes gritavam sem parar,
por anos. Agora, gritam no primeiro dia, um pouco no segundo, e no terceiro se calam.
Os medicamentos — louvados sejam — trouxeram o silêncio ao mundo.

Mas bastaria tirar os medicamentos e os encontraríamos de novo lá:
do coração do homem subiriam imediatamente gritaria e choro mudo.

29.
Se um camponês aponta algo na horta, ele estende seu
bastão e a toca com ele.
Quando, como estudante, pela primeira vez, acompanhei um
psiquiatra idoso no Pronto-Socorro,
ele parou a quatro metros do paciente e o interrogou
através da porta.
Existem dois tipos de Psiquiatria, a do bastão longo e
a do bastão curto.

O vasto mundo da Psiquiatria se escancara quando você se
aproxima a dois metros do paciente.
Se você se aproxima a um metro, fica fantasmagórico.
Se você se aproxima mais, vira um inferno.

30.
Se vejo alguém tombando,
estendo a mão para não o deixar cair,
e, enquanto o seguro, pergunto o que ele vê.
Sou um sacana:
eu olho o abismo com os olhos dos outros.

31.
Giulia, saia já desse quarto.
Já faz duas horas que você está falando sozinha com Lucrezia.
Eu percebi isso tarde demais: o leite fervente já está transbordando da panelinha.
Você é uma jovem psicóloga estagiária, não pode falar
por duas horas com uma psicótica.
Com ela, por duas horas, você pode jogar cartas, bola, fazer
jardinagem, passear, assistir TV, mas não falar.
Depois de uma hora, enlouquecemos.
Olhe para você, parece drogada.
Agora vá lavar o rosto, ligue para uma amiga e saia para
pegar um pouco de ar.
Não faça isso outra vez.
E olhe para aquela idiota da Lucrezia com aquele sorriso espertinho que ela tem.

32.
Esta manhã, quando entrei na Ala 77, vi no corredor
um policial fardado,
Isso quer dizer que há um paciente vigiado pela polícia.
É um detento, conduzido durante a noite da prisão de Marassi
por ser muito agressivo. Está amarrado na cama, respira como
uma locomotiva, está cheio de tatuagens e cortes.
Eu me movo com a tranquilidade habitual, como se fosse
totalmente normal estar ali.
Na cozinha, penso: mas em que lugar eu trabalho? Pegamos pessoas
que nem a prisão aguenta.
Mas quem somos nós? o martelo de Deus?

33.
Giulia, você é bonita demais para ser psicóloga.
Como pode alguém falar com você sobre seus desejos
se, só de te olhar, é tomado por um desejo novo
de uma força tão grande que faz a mente e os passos vacilarem.
Ao olhar para você, quem se lembra dos antigos desejos?

34.
Hoje chegou um jovem médico, especializando em Psiquiatria. Era esperado.
Por um ano, ele será estagiário na Ala 77.
Eu o vi se aproximar de mim, e pensei:
estou arruinado.
Como ele é jovem e arrogante.
Com Giulia, estou arruinado.

A juventude é um ímã, os jovens ficam sempre entre si.
Jovens lindas estão com jovens insignificantes,
que não têm profissão nem dinheiro, que são rudes,
desajeitados, sem graça,
que não sabem nem falar,
que não têm nada além do futuro.
Toneladas, quilômetros, milênios de futuro.

Enquanto isso, ele deu os três passos para ficar na minha frente
e se apresenta: meu nome é Marcello.
Eu aperto a mão da minha ruína.

35.
E isso também vale para você, Margherita, que é minha filha:
para crescer, você precisa aprender a me mandar para aquele lugar.
Mas não aprenda assim tão rápido.

36.
Vou para a sala dos médicos e apresento Marcello aos colegas.

Rufo, elegante e perfumado, faz um discurso grandiloquente sobre a
dignidade da Psiquiatria,
sobre a responsabilidade do médico e a sacralidade da relação
terapêutica.
Quando ele termina, enxuga os lábios com um lenço imaculado
e eu sussurro para Marcello: não confie nesse homem.

Edoardo, malvestido e desleixado, faz um discurso crítico sobre
a Psiquiatria, lamenta-se dos pacientes,
cogita gaguejando mudar de especialidade porque esta
é escassa de satisfações.
Quando ele termina, e percebe-se isso apenas pelo fato de que ele não
fala mais e olha para a janela, eu sussurro para Marcello:
nesse você pode confiar.

37.
Rufo, ao te ver andar arrastando três maletas cheias,
diria que você está sempre de mudança.
Peça ajuda a quem encontrar para aliviar o esforço.
Mas o que você está carregando aí dentro?
Óculos, receituários, manuais de Farmacologia, três celulares,
um aparelho de pressão, martelinho de neurologista,
oftalmoscópio, seringas, comprimidos, gazes, enemas,
se reparar bem, encontro até um fórceps e os potes de vidro
para as sanguessugas.
Rufo, a única ferramenta que você sabe usar é o aparelho de pressão,
liberte-se do peso inútil.
Para fazer esse trabalho, mesmo nu você tem tudo contigo.

38.
Claro que Edoardo entende os bipolares melhor do que eu
e intui todos os seus truques e disfarces.
Desde criança ele experimentou o que significa:
acordar, tomar café da manhã e amarrar os próprios sapatos
enquanto a mãe dorme,
ser esquecido na escola, voltar para casa sozinho

e esperar horas debaixo da chuva até alguém abrir a porta,
não jantar à noite porque ninguém preparou nada,
conversar com alguém que vai do riso ao choro na mesma
frase, ser obrigado a ir à missa aos domingos com
uma roupa amarela,
ouvir árias de ópera a noite toda,
encontrar pela casa estranhos saindo do
quarto da mãe,
ver o pai imóvel a noite toda
sentado com o rosto entre as mãos.
Edoardo, ao entender os bipolares, tem uma vantagem sobre mim
de pelo menos vinte anos.

E quando o chefe proclama nas reuniões que a loucura
não existe,
Edoardo se levanta e vai embora.

39.
Estou aqui na Reanimação visitando
uma mulher que pulou do quinto andar.
Estou tentando chegar até ela
em algum lugar.
Ainda não sei onde, como, nem quando.

Rufo, acho que hoje
vou mais longe do que você, que está voando para Praga.

40.
Giulia, toda vez que você sofre na vida, está aprendendo algo,
já provado por outros no passado e que outros no futuro provarão.
A beleza desse trabalho é que todas as nossas experiências,
por piores, indizíveis e mesquinhas que sejam, em algum momento
nos
serão úteis.
Para o psiquiatra, a vida é como um porco: não se joga fora nada.

41.
Para se tornar psiquiatra, não é preciso ser recomendado
pelo tabelião, nem pelo padre, nem pelo vice-prefeito.
Para se tornar psiquiatra, não é necessário ser inteligente, nem
sensível, nem ter talento.
Para se tornar psiquiatra, basta ter um pai, um avô,
meio louco, mesmo que só um pouquinho,
e amá-lo bastante.
Os loucos são nossos irmãos. A diferença entre nós e eles
é um lance de dados bem-sucedido
— o último após um milhão de iguais —
por isso, estamos do outro lado da mesa.

42.
Carmelo, internado durante a noite na Ala 77, você vem reclamar
que a cada vinte leitos
dez estão ocupados por marroquinos, senegaleses, equatorianos,
filipinos e cingaleses.
Com voz grave, você observa que este não é o ambiente
que se espera encontrar quando se interna por causa de um
profundo
sofrimento interior como o teu.
Daí você se afasta mancando, com uma expressão séria de quem
acabou de fazer a coisa certa.
Carmelo, mas você não se internou para escapar da polícia?
Sim, você pontua com voz firme: mas eu nasci e cresci no Molo.
Ah, um aristocrata.

43.
Vem comigo até o Pronto-Socorro, Marcello.
Assim eu entendo quem você é, penso comigo mesmo.

Encontramos três pacientes em três quartos vizinhos.
O primeiro treme por todo o corpo. O que está acontecendo?, pergunto. Não responde. Nem me olha na cara.
Eu apoio a mão em um dos ombros e o tremor se transfere

para o meu braço.
O segundo está rígido como madeira. Não fala.
Eu o toco e tento mexer suas mãos, ele me agarra pelos
ombros e me sacode inteiro.
O terceiro está imóvel, mas o corpo está relaxado. Não fala. Eu
sento na frente dele.
Ele suspira. Eu suspiro. Ele balança a cabeça, eu balanço a cabeça.
Eu tusso, ele tosse.
A dor no Pronto-Socorro é inexprimível em palavras,
é expressa com o corpo:
com o paciente é possível falar só depois de três, quatro dias.

Marcello entende logo. Quando saímos, ele exclama:
a Emergência Psiquiátrica é uma dança!
E ri: quem quer dançar comigo?
Todas as enfermeiras mais jovens se viram e, umas com a voz,
outras com o sorriso, respondem: eu!
Elas nem sequer baixam os olhos.

44.
Faço um elogio a Gaia, uma enfermeira, e ela me diz:
Milone, logo o senhor que é tão ingênuo.
Ingênuo, eu, por quê?
Porque o senhor é o único que não tem amantes no trabalho, todos
sabem disso, seu ingenuozão.
Gaia, eu percebo após alguns dias as trocas entre
amantes no trabalho,
eu entendo, mesmo contra minha vontade, quando dois brigam, se
separam
e se reconciliam.
E assim é com teus relacionamentos, Gaia.
Eu, tempos atrás, morei por um ano e meio com
uma enfermeira desta ala, e ninguém nunca
percebeu. Me chame de bobo.
Pois eu fui bobo de verdade, porque com aquela enfermeira
eu me casei.

45.
Desde que o mundo é mundo, acontece de os enfermeiros se aproveitarem
do trabalho dos pacientes para obter alguns favores,
alguns descontos, algumas vantagens:
se o paciente é um verdureiro, recebem de presente vegetais frescos, se vende vinho, ganham uma garrafa para levar para casa,
se é advogado, pedem um parecer,
se é um policial, pedem para cancelar as multas.
Mas o que dizer do Mario, que quando recuperamos Gloria, a prostituta, no dia seguinte ele vai visitá-la na sua boate?

46.
Quando nos preparamos para entrar na Ala 77, somos
como pescadores indo para o mar:
antes de embarcar e partir, consultamos
as previsões meteorológicas.
Calmaria, mar mexido, muito agitado, agitado.
Tempestade chegando.
Na porta, paramos e vestimos nossas capas de chuva ao vento.

# Segundo capítulo
## O quarto das glicínias

1.
Encontrei a minha sala mágica.
É uma sala privada, só eu tenho a chave.

2.
A sala não é nem muito quente, nem muito fria,
não é muito próxima, nem muito distante,
abri-la, sob a sombra da glicínia,
não é muito fácil, nem muito difícil.
Nesta sala, virando a esquina,
não estamos no mundo, mas tampouco fora do mundo.
Acho que vai bem para você, Gina.
Você fica calada. Mais silenciosa do que a lâmpada que dá uns estalos
e o radiador que soluça.

Eu me pergunto se você vem aqui há três meses só pelo sorriso
que entreviu na primeira vez,
quando entrou como um lento sopro de ar,
e levantou os olhos para mim.
Você não quer mais nada além desse sorriso, Gina?
Isso te bastará para sempre?
Por outro lado, também eu estou aqui apenas pelo sorriso
que entrevi na primeira vez,
quando você entrou como um lento sopro de ar,
e levantou os olhos para mim.

O que dissemos um ao outro naquele momento, o que nos prometemos, que agora nos contentamos com o silêncio?

3.
Recebo as pessoas por hora,
marco encontros secretos,
eu as faço se acomodar,
na penumbra,
nos dizemos coisas íntimas,
elas recebem conforto,
voltam para casa mais felizes
e, quando falam com o cônjuge, pensam em mim.
Sara, você que vagueia pelos becos, acho que meu trabalho e o seu são da mesma família.

4.
Não use comigo palavras novas, modernas, recém-nascidas,
andam de quatro patas, se metem em todo lugar
e você as encontra onde não podem ficar.
Não use comigo palavras velhas, pomposas, importantes,
parecem querer dizer sabe-se lá o quê, mas depois não dizem nada.
Não use comigo palavras de outros, recém-ouvidas e logo aprendidas,
eu me distraio e olho pela janela
mais interessado no coaxar dos sapos.
Não use comigo outras palavras que não sejam as tuas.
Eu as acolherei como hóspedes queridas atrasadas para uma festa,
vou sacudir a chuva de suas roupas, acomodar seus guarda-chuvas
e as farei ficarem à vontade na sala de estar.

5.
Enrica, peça desculpas quando entra e quando sai,
peça desculpas quando fala e quando fica quieta,
peça desculpas quando faz um favor e quando pisam teus pés,
peça desculpas por respirar, por ocupar espaço,
por viver.
Enrica, o que você já aprontou de tão grave assim?

6.
Senhor F., não te conheço, você me liga para um encontro urgente, diz que é uma questão de vida ou morte,
daí não aparece;
O senhor me liga de novo para um segundo encontro urgente, repete que é uma questão de vida ou morte,
e novamente não aparece.
Me liga outra vez, eu digo: chega, procure outra pessoa.
Lamento, nunca vou saber qual é a tua questão de vida ou morte, senhor F.

7.
Estamos eu e você, Gina, um de frente para o outro, quietos.
No silêncio da sala, meu intestino começa a resmungar alguma coisa. O teu responde com uma voz estridente e então fecha interrogativamente.
Não entendi a pergunta, mas eis que meu intestino responde, variando de tom do mais alto ao baixo e, por fim, esclarece algo.
O teu concorda.
Hoje, Gina, nossos intestinos nos entendem mais do que nós.

8.
Você me disse: Quando você fala, Paolo, eu não te entendo. Para mim, dois mais dois são quatro, no teu mundo, em vez disso, podem ser cinco e até seis.
É por essa guerra de números que nos separamos.

Depois de vinte anos, por acaso, nos encontramos na rua. Você sempre linda. Bastou nos olharmos:
você queria me dizer que tinha entendido que dois mais dois podem ser cinco e até seis,
eu queria te dizer que tinha entendido por que dois mais dois sempre são só quatro.

9.
Lara, você vem até aqui apenas para dizer que não quer vir,
e esta será a última vez que vem.
Você sempre vem, a mais pontual de todas as pacientes.
Você sempre vem, para me dizer que nunca mais virá.

10.
A sala da glicínia é tranquila.
Ouço a árvore do jardim mexendo-se com o vento,
ouço um cachorro que late, agora outro responde,
ouço o rangido da funicular do Righi, ao longe na colina,
ouço um cumprimento entre mulheres nas janelas.

Leve, suave
ouço o vizinho de cima abrindo o chuveiro — a essa hora?
ouço um telefone tocando — de onde?

Leve, suave
ouço o zumbido do ventilador que gira na sala
e a batida teimosa da cortina contra os vidros.

Da memória, ouço
o estalo brilhante do fogo na lareira
enquanto os corvos grasnam no inverno branco,
e os gritos das crianças no mar sob a luz do verão.
Daí eu olho para você, Gina,
silenciosa diante de mim,

a única coisa que não ouço é a sua voz.

11.
Emilio, você tem uma autoconfiança sem limites.
Se te pergunto como está, você responde: «Ótimo».

Hoje, Emilio, você gritou comigo: mas que raça de médico o senhor é?
Se digo que estou bem, se preocupa e aumenta meus remédios.

Se digo que estou mal, fica contente e tira meus remédios.
Que raça de médico o senhor é?

12.
Lucrezia, há uma semana você me liga quatro vezes por dia,
deixa um bilhete três vezes por dia, bate na minha porta
duas vezes por dia,
pedindo-me para eu atestar com urgência e por escrito que
você está absolutamente sã da cabeça.
Lucrezia, é a insistência com que pede que não me
permite fazê-lo.

13.
Luciano, a cada encontro você quer confirmação de que
também eu fui depressivo,
de outro modo, você não se tranquiliza, não fala, não me ouve e
me olha com suspeita.
Sim, sim, Luciano, eu te entendo: também eu fui depressivo.

Mas eu me pergunto: eu lido com esquizofrênicos, anoréxicas[2],
dependentes químicos, maníacos sexuais,
suicidas, homicidas.
Como diabos eu faço?

14.
Chiara, neste período você está desempregada
e se envergonha disso
e tem medo que os vizinhos percebam.
Por isso, de manhã, finge não estar em casa,
se move devagar com as pantufas, não abre as janelas,
não liga o rádio, nem a TV.
No prédio, ouvem-se crianças gritando,
uma dona de casa falando, um idoso conversando ao telefone,

---

2   Texto conforme o original, ainda que a anorexia, embora mais prevalente em mulheres, não seja exclusiva de mulheres. [N.E.]

um universitário atrasado cumprimenta na escada.
Você come sem fazer barulho com os talheres e deixa os pratos na pia.
A tarde então se arrasta em companhia do tique-taque do relógio.
Você espera.

Às cinco horas, os elevadores começam a se mover, as portas
a bater, os cachorros a latir, o prédio se enche novamente. Teus
filhos voltam da escola.
É hora de bater o ponto. Também hoje você trabalhou.

15.
Marcello, você encontra Emilio no bar e ele te oferece um aperitivo.
Quer um conselho? Aceite o aperitivo, claro,
mas não é uma boa ideia dar uma volta no Porsche branco dele:
ele chega a cento e cinquenta na Aurelia;
também não é uma boa ideia fazer negócios com ele para comprar
aquele hotel na África do Sul: ele pensa com o dinheiro dos outros;
e não caia nessa de que neste fim de semana vocês vão a Portofino em um
barco a vela: ele é responsável pela limpeza do cais;
e não vá atrás quando ele for paquerar as duas mulheres lá no
fundo do salão: ele canta de galo, mas sempre precisa pagar por
elas.
Veja, a conta do bar já vai sobrar para você.
Marcello, com Emilio você só pode fazer uma coisa: sugerir que ele
retome a medicação antimaníaca.

16.
Lucrezia, há três meses você me liga três vezes por dia,
para ter certeza de que estou vivo.
Lucrezia, continue assim e você é que me mata.

17.
Lucrezia, você me liga à meia-noite
porque tem ansiedade noturna.
Lucrezia, tuas ansiedades noturnas não deixam que eu durma.

18.
Lucrezia, você me liga às duas da manhã
para dizer que tem medo de se jogar da janela.
No tumulto, minha esposa acorda: é culpa sua, você é
muito fraco!
Agora estou entre a cruz e a espada.
Lucrezia sabe que minha esposa fica brava, e de forma ordenada
se retira.

19.
Lucrezia, há três meses você me liga três vezes por dia,
para ter certeza de que está viva.
Lucrezia, agora eu vou até aí e te mato eu.

20.
Estou jantando com amigos, o vinho é bom,
o filho me pergunta em que eu trabalho.
Explico: sou uma espécie de bombeiro.
Começo a trabalhar quando alguém está tão mal que
não lembra o próprio nome.
Está tão mal que não sabe dizer de onde vem, nem sabe contar
o que aconteceu.
Está tão mal que não entende onde está.
Essa gente perdida, como em um incêndio ou em alto-mar, eu vou
pegá-las.
E como você faz?
Improviso.

Mas como? Vocês não têm protocolos na Psiquiatria?, intervém o
pai da cozinha.
Sim, mas o paciente precisa de alguém que se surpreenda,
de alguém que se comova,
de alguém que recolha sua merda e levante o rosto rindo,
de alguém que se confunda, que escape, que coloque as mãos nele.

Que te procure, ele precisa de você, não dos protocolos. Que procure o médico, não a medicina.
Agora o rostinho de Marco sorri admirado.

Seria bom se fosse assim.
A verdade é que a maioria se cura sozinha, e quem vem procura um remédio, não um médico. São muito poucos, Marco, os que querem brincar com você.

21.
Nos primeiros anos, eu achava que a Vespa era guiada com os braços,
depois aprendi, como todos, que a Vespa é guiada com a bunda.
Simplesmente se empurra o banco de lado, na horizontal,
e a Vespa segue instantaneamente o movimento.
Nos primeiros anos, eu também pensava que a vida era guiada com a cabeça.

22.
Eu sei fazer coisas que não sei descrever.
Outros sabem descrever coisas que não sabem fazer.

23.
Ainda bem que às dezesseis Lucrezia chega,
sem que eu diga nada ela entenderá que hoje estou para baixo
e inventará algo para me animar.
Cabe a mim esperar até as dezesseis.

24.
Lucilla, na primeira consulta você chora soluçando por uma hora,
com grandes lágrimas que te sulcam as bochechas,
contando-me, uma por uma, as piores desgraças que podem
acontecer a um ser humano na Terra e desde a mais
tenra idade.
Depois você falta às consultas durante um mês inteiro,
mas me liga todas as noites chorando.

Lucilla, eu não posso te conceder o prêmio de paciente mais
grave da minha vida depois de uma única consulta,
há pessoas que trabalham com esse propósito
com métodos refinados e sábios
há muitos anos.

25.
Roberto, salva-vidas em Imperia, ensinaram você
a reconhecer quando alguém se debate procurando ajuda,
a alcançar a pessoa em perigo o mais rápido possível,
a acalmá-la, a neutralizá-la se ela se rebela,
levá-la de volta à margem,
reanimá-la.

Roberto, agora que estou nesta sala, longe,
bebendo água do mar,
me debatendo com Filippo que me agarrou e quer
me arrastar para baixo,
penso que ensinaram mais coisas a você do que a mim.

26.
Não sei por quê, mas uma vez na vida
os eufóricos devem ir falar com o Papa.
Pode-se chegar ao diagnóstico também pelos prelados que alguém
frequenta:
nenhum eufórico vai a um padre, um bispo, um cardeal,
esses são procurados pelos histéricos, os ansiosos, os deprimidos e
os esquizofrênicos,
os eufóricos pulam toda a escala hierárquica
e se dirigem diretamente ao Papa.
Os eufóricos falam com Deus, ou agem em Seu nome:
o Papa para eles é apenas um colega são.

Eles partem de todos os cantos da Terra, em grupos, bandos, multidões,
e seguem para Roma usando qualquer meio de transporte.
A maioria se perde ao longo do caminho:

é internada, é roubada,
sobe no trem errado, desce na estação errada,
bate em uma árvore, cai em um fosso,
esquece por que partiu, se apaixona, se embebeda;
muitos outros se perdem em Roma, ou param em frente à
colunata por um tardio temor a Deus.
Um dos meus partiu à noite com a Ferrari, e em menos
de três horas estava na Praça de São Pedro: na estrada, Deus deve
ter segurado
com a mão no teto do carro.
Um outro partiu de bicicleta à noite,
sabe-se lá por que sempre à noite — são impulsos,
e foi encontrado sob a cúpula depois de três dias pedalando,
feliz, com a bicicleta na mão, sujo de cocô e xixi.

Quanto a mim, eu, nas raras vezes que vou a Roma e me encontro
na Praça São Pedro, olho ao redor para procurá-los
e imagino a guarda suíça, já acostumada:
Parado aí, você, para onde está indo?
Estou indo dar um conselho ao Papa.

27.
Ines, você vive sozinha. Quando apaga a luz à noite, pensa:
talvez seja esta noite.
Então, antes de ir para a cama, você tem que tirar o lixo,
lavar a louça, arrumar as roupas e a casa:
caso aconteça, você não quer passar por desorganizada.
Cuide para usar meias em par e sem furos, calcinhas
não rasgadas e uma camiseta limpa.
Só então você pode apagar a luz e tentar dormir.

28.
Arianna, quando te recebi na porta do consultório,
sorri para você.
Você, do sorriso, deduziu que eu te amava e que nos
casaríamos, que faríamos amor e teríamos um

filho, depois começaríamos a brigar, nos
trairíamos, procuraríamos os advogados.
Arianna, você está apenas se sentando, pela primeira vez, na
poltroninha,
mas entre nós já está tudo acabado.

29.
Giulia, tente dizer «estou bem» com entonações diferentes, o
significado muda a cada vez:
estou bem, estou mal, não sei como estou, cuide da tua vida, te
odeio, te amo.
E agora, tente dizer «estou mal».

30.
Pina, você é uma velhinha e vive só. Você se trancou em
casa há duas semanas, delirante e alucinada, em plena crise
psicótica. Das vizinhas que cuidam de você, uma
está fora de Gênova, a outra no hospital.
É agosto, se te deixarmos sozinha você corre o risco de não chegar a
setembro. Vamos até a sua casa para te internar.
Você não quer vir, mas nada pode fazer contra dois homens adultos.

Estamos tão certos de nós mesmos que nem chamamos
a ambulância, e te fazemos subir no carro
de serviço, um Panda branco qualquer.
Do banco de trás, você murmura tuas ofensas e maldições.
Aí paramos no semáforo e se aproxima de nós um carro
da polícia, tem as janelas abertas
e você, ingrata, grita: Estão me sequestrando, socorro!
O policial ordena: Pare e desligue o motor.
O trânsito para.
Um dos policiais sai: O que está acontecendo aqui?
Sou médico e estou levando a senhora para o hospital.
Eu não quero, ela diz.
O senhor é filho da senhora? Não. É o tutor? Não.
Tem uma ordem de Tratamento Sanitário Obrigatório?

Não.
Doutor, o senhor não pode levar velhinhas para passear pela cidade
a seu bel-prazer. Isso é sequestro de pessoa.
E agora, como fazemos?

Eu queria sumir.

31.
Estou aqui, nu como Deus me fez
— quem quiser, pode mirar direto no coração.
Um tiro, um alvo.
Lucrezia, não se aproveite disso.

32.
Andrea, você acabou de entrar no consultório.
Ainda está olhando ao redor para ver se eu não
mexi em nada.
Você ainda não disse nem fez nada.
Mesmo assim, Andrea, eu já teria quebrado tua cara.

33.
Chegamos em cinco para te levar ao hospital.
Você encheu tua casa de lixo, o patamar, a escada.
Você não nos deixa entrar, precisamos arrombar a porta.
Caminhamos
sobre uma camada de lixo com meio metro de altura.
Você se tranca no banheiro e abre as torneiras gritando.
Forçamos a porta do banheiro.
Você pesa cento e trinta quilos, Luisa, você se agarra nos batentes
berrando
e rosnando como um urso. É difícil te tirar dali.
Começamos a levar tapas, empurrões, arranhões, é preciso
te sedar. Somos em cinco, mas no aperto trabalhamos em dois.
Você rola no chão, demora meia hora para te aplicar uma injeção.
Depois de vinte minutos, nenhum efeito,
você nos encara com um olhar desafiador.

Canta e grita o tempo todo, feliz em ver que estamos em apuros.
Os vizinhos abrem as portas, um briga conosco porque quer te
libertar, nós o expulsamos com palavras duras e ele liga para um
advogado e para a polícia a fim de nos denunciar.

Outro sufoco para uma segunda injeção. Nada.
Discursos inúteis por mais meia hora.
Quando começamos a nos irritar de verdade, você, lentamente,
cede.
Conseguimos te arrastar pelas escadas e te colocar no
carro, na frente de uma multidão barulhenta de vizinhos e
transeuntes.
No Pronto-Socorro, você joga macas contra as paredes,
temos que pular em cima de você em seis, e te amarrar na maca.
Finalmente, na Ala 77, conseguimos te liberar da
maca e te prender no leito,
agora você se contenta em cuspir em nós e insultar e
amaldiçoar nossa mãe e nossos filhos.

No dia seguinte, passo para ver como você está.
Entre lágrimas, você me diz: vocês me fizeram sair de casa
com uma sandália diferente da outra!

34.
Lucrezia, eu te deixei entrar na sala da glicínia
porque gosto de você,
mas agora me explica: onde foi parar o soldadinho de chumbo a
cavalo, aquele de Austerlitz?
Estava na estante e agora não está mais ali.
Claro que eu tenho muitos: faço coleção.
Não é verdade que estava quebrado: estava ferido, faltava-lhe um
braço de propósito.
Não valia menos: valia mais.
Claro que não tenho provas: mas quem foi, nós
dois sabemos.
Quer alguma coisa minha? Se quiser, eu te dou um presente, que você

não roube de mim.
Não é roubado: é emprestado? E o que você faz, cuida dele e dá comida para o cavalo?

35.
Gina, você me vê e não me vê,
me ouve e não me ouve,
está aqui e não está.
Gina, eu, para você, existo e não existo.
Esta sala existe e não existe,
o mundo ao redor existe e não existe.

De tanto estar com você, aos poucos começo eu também
a olhar em volta desconfiado:
Por sorte, em frente à janela, a grande e velha glicínia,
plantada antes da casa, está sempre lá,
com suas belas folhas verdes e suas amplas flores lilases,
parada e imóvel.

Enquanto houver a glicínia, Gina, você não me engana.

36.
Cesare, pare de dar antidepressivos para todos os genoveses que encontra.
É verdade, todos os genoveses reclamam, mas não estão deprimidos.
Você que vem de Roma, precisa aprender o diagnóstico diferencial.

O resmungo tem suas regras, é música popular.
É um blues laico, que fala sobre o cansaço do homem
mas não busca nenhuma salvação.
É um blues interesseiro, porque diz: as coisas vão mal para mim,
não posso te dar nada.
É um blues mentiroso: quando um genovês reclama de algo
quer dizer que ele já tem a resposta na manga.
Reclamar é uma maneira frugal de cantar vitória.
Se um genovês está realmente mal, ele não reclama, fica quieto.

O lamento do deprimido é uma batida única, repetida, grave.
Diz: você não tem nada a ver com isso, mas de alguma forma é culpa tua.
O resmungo é libertador: estamos unidos contra alguém, estamos no mesmo barco.
A musicalidade é diferente, é reconhecível desde a primeira sílaba.

Se alguém não é de Gênova
e se mete a procurar uma solução para o problema,
o genovês se retira.
Ele só quer ir embora sem ter dito nada.

37.
Não entro de noite com passo furtivo,
são eles que vêm à luz do sol.
Às vezes, em dez minutos, abro o cofre.
Roubo intimidade, mas não me aproveito disso.
Sou um ladrão gentil.

38.
E depois de ter ouvido os problemas dos pacientes a
semana toda,
no domingo finalmente posso ouvir os problemas dos meus
amigos.

# Terceiro capítulo
# Lucrezia

1.
Você senta e não fala.
Você sabe que no hospital eu não suporto o silêncio,
não consigo ficar calado.
Para ficar em silêncio, cravo minhas unhas na carne, bato os pés,
parece que está me escapando o xixi.
Não aguento, me rendo e te pergunto: E aí, como vai?
Você não diz nada, sorri: você venceu.
Lucrezia, na competição de silêncio, eu sempre perco de você.

2.
A esta hora da noite, meu rosto está cansado.
Acabei com os sorrisos, os murmúrios de aprovação, os ataques de
tosse, os suspiros, o olhar incrédulo e o interrogativo
e aquele mais difícil, o de espanto.
Acabei também com os assobios de admiração, as franzidas
de testa, o levantar de sobrancelhas, as piscadelas
e as brincadeiras com a língua.
Restam-me algum meio sorriso e um bocejo doído,
mas é pouca coisa: tenho que fechar a loja.
Lucrezia, venha de novo amanhã.

3.
No setor, tenho na minha frente esse gigante que cortou os
pulsos e chora o seu amor perdido, com lágrimas que molham
a mesa. Ele quer ir embora.
Estou indeciso se o mantenho à força
— mas como ele é grande! E quem o segura? —

ou se o deixo ir.
Não sei o que fazer, e suspiro.
Aparece você, Lucrezia, na porta, com os olhos e
a mão me faz sinal para deixá-lo ir embora.
Eu obedeço serenamente.

Hoje recebe alta um senhor mudo e tranquilo, que
está absorto diante da janela no céu plúmbeo de novembro.
Sua filha veio buscá-lo.
Saudações, gentilezas, um pouco tristes.
Aparece você, Lucrezia, na porta, e com os olhos e
o dedo me faz sinal para não.

O julgamento de Lucrezia, para mim, é Evangelho.

4.
Você me encontra por acaso no maior shopping center
da cidade,
me olha abismada.
Lucrezia, não sou Nossa Senhora ou São José, sou eu.
O que o senhor faz aqui?
Estou fazendo umas comprinhas, respondo, sem perturbar
tua estupefação.
Você me olha com ar sonhador enquanto me afasto.

5.
Cecilia, quando você chegou ao Pronto-Socorro, estava com
os fones nos ouvidos
e dançava de pé dentro da ambulância no silêncio à tua volta:
os socorristas, com medo, não desligaram a tua música.
Você dançou também na maca que te levou para a Ala 77.
Quando você entrou — era a primeira vez —
nós perguntamos: que música você está ouvindo?
Reggae!
E médicos e enfermeiros, no silêncio,
começamos todos a dançar.

6.
Sexta-feira, fritura mista de peixe.
Domingo, trenette ao molho pesto.
Terça-feira, ravioli à bolonhesa.
Quarta-feira, assado com batatas.

Não há um dia em que eu entre na Ala 77 na hora das refeições,
e não sinta mil perfumes.
Não é para os pacientes: para eles são servidos alimentos
pré-cozidos que vêm
de fora, sem cheiro, estes aqui são aromas da alta culinária,
caseiros, campestres, que gritam: me coma.
São os enfermeiros que preparam o almoço ou o jantar.
De manhã cedo, eles chegam com suas sacolas do mercado,
colocam a carne na geladeira, os vegetais no balcão, ajeitam
fatias de pão ainda quente,
colocam o vinho branco para refrescar, o tinto na despensa,
e as azeitonas verdes e pretas em tigelas diferentes.
Durante o dia, entre um trabalho e outro, eles dão um pulo na
cozinha e começam a lavar os vegetais,
a cortar as cenouras, a cozinhar os ovos, a fatiar o pão,
a passar a manteiga.
Se você chama um enfermeiro, ele sai da cozinha com as mãos sujas
de farinha: estava esticando gnocchi.

7.
Ando pela ala na ponta dos pés, caçando como um gato.
Intercepto uma conversa entre Lucrezia e Carmelo.
Sobre o que discutem uma menininha e um velho dependente
químico espertalhão?
Estão discutindo como usar lâminas, e percebo que eles
têm uma pronta para demonstração prática.
Segura com dois dedos desse jeito, não pega com três dedos assim.
No hospital se corta desse jeito, na prisão se corta assim.
Um mestrado sobre lâminas.

Estou prestes a intervir,
quando Carmelo lhe pergunta onde diabos ela esconde aquilo
daí eu paro e fico de orelha em pé.
Mas ela muda de assunto: Sabe como que se faz o nó de forca?
Neste ponto, eu intervenho.
Carmelo, pare de alugar essa menina!
Eu, doc? É ela que me aluga.
Eu nunca duvidei disso.

8.
Sempre que internamos Lucrezia, muitas vezes vemos a mãe
do lado de fora do setor.
Ela não toca a campainha para entrar nem pede notícias:
ela fica sentada em silêncio, envolta em si mesma,
depois de uma hora ou duas, ela se levanta e vai embora.

Ela me disse que uma doença mental a manteve afastada
de sua filha, em salas brancas com luz neon.
Uma coisa dentro da cabeça, ela me disse.
Seus medos a distraíram dos medos de Lucrezia, a
insegurança enfraqueceu sua voz, o olhar e o gesto.
Há anos ela escolheu se manter distante da filha,
para machucá-la menos.
Quando descobriu que sua filha sofria como ela, não
resistiu em reaparecer, mas Lucrezia não a ouvia mais.
Eu perdi a partida, ela diz.
E quem criou Lucrezia?
Ela foi entregue aos avós paternos, mas nunca se apegou
a eles, nem eles a ela.
Era a melhor da turma, era simpática, os pais das
colegas a convidavam para estudar, e depois para jantar,
daí, quando conheciam sua história, convidavam-na para dormir na
casa deles.
Havia três ou quatro famílias que a disputavam.
Depois do ensino médio, algo desmoronou.
Em poucos meses ela não era mais ela.

Agora ela vive com amigos no centro histórico, mas ninguém sabe
exatamente com quem ou onde.

Senhora, posso perguntar quem cuida de você?

9.
O bem e o mal que fazemos a outra pessoa reverberam
e se propagam de mil maneiras
entre os seus parentes, amigos e conhecidos
e, ao longo do tempo, se transmitem a todos os descendentes.
Pode ser algo infinitesimal, um movimento atômico,
uma sombra, um tremor, mas existe e se espalha no universo.
Veja, Giulia, nós contribuímos para melhorar ou piorar
o universo,
e, sobre isso, temos uma responsabilidade.

10.
Telefono para o pai de Lucrezia.
Vou amanhã, ele me garante. Não vem.
Depois de três telefonemas, três acordos e três ausências,
ele aparece bêbado.
Nota o meu olhar amargo e murmura:
Nem sempre fui assim.

Quantas vezes eu disse a Lucrezia para vir morar comigo...
Não quer, observo eu.
Mas se ela pelo menos quisesse...
Não quer!

11.
Alessandro, desde que sua esposa morreu aos oitenta anos
— você tem dois invernos a mais —
você fez a mala e a colocou debaixo da cama.

Toda manhã você abre os olhos
e se espanta por ainda estar aqui.

12.
Lucrezia com uma overdose no Pronto-Socorro!
É o tempo de eu chegar esbaforido e já estão te puxando
pelos cabelos com a medicação intravenosa.
Estúpida! Mil vezes estúpida! Só faltava essa.
Quem te deu? Você fica quieta.

Da próxima vez que eu encontrar Carmelo, vou esmagar os ovos dele.

13.
Marcello, não dê um remédio recém-lançado no comércio
para um paciente que você não conhece. Como você pode avaliar
o efeito disso?
Um dos dois você precisa conhecer, ou o remédio ou o paciente.
Você contesta: Mas Rufo deu três remédios novos ao novo
internado!
Tente encontrar o motivo no atlas: congressos de Viena,
Atenas e Madri.

14.
É triste, Lucrezia, te encontrar um dia brigando
aos berros com ninguém.
Com que fúria você protesta, rebate, pede desculpas, insulta.
Sozinha no quarto.
Você é a acusadora que insulta e ameaça,
batendo os pés no chão, com os cabelos desgrenhados,
depois você é a vítima que estende os braços chorando
e soluçando.

Mas essa é tarefa minha, vou aumentar teus remédios.
Pode ficar tranquila: vou usar o lança-chamas.

15.
Outro dia, no jantar com amigos, a filha me diz:
Não entendo como você consegue se sustentar. Quantos loucos
devem existir na cidade?

Vamos ver, digo, vamos contar quantos existem
neste prédio. Quantos apartamentos há no total?
Vinte, ela responde.
Ok, quantos loucos você conhece?
Só tem o doido do terceiro andar, aquele que fala sozinho.
Um esquizofrênico nós já temos, beleza, agora me diz:
não tem um viciado em drogas em algum lugar?
Sim, no primeiro andar.
Tem por acaso uma menina magra, magra, que parece um
esqueleto?
Giovanna, no nosso andar.
Não tem um que, dia e noite, está no bar com um copo
de vinho na mão? Sim, Giorgio, quinto andar.
Um alcoólatra não poderia faltar.
Agora quero saber, não tem um senhor encovado
que sai pouco, nunca abre a porta,
é supersilencioso e nem sequer se debruça sobre a sacada
toda suja de cocô de pombo?
Sim, Silvio, no terceiro andar. Pegamos o paranoico.
Vamos para os deprimidos. Você já ouviu algum vizinho dizer: não
vamos à praia, minha esposa não sai da cama?
Sim, último andar.
Só uma deprimida? Vamos fazer de conta que sim.
Vamos fechar com o Alzheimer: não me diga que em todo o
prédio não tem uma velhinha
que fala sem parar e joga objetos pela janela?
Na verdade, são duas.
Viu, se todos se tratassem, eu poderia me sustentar apenas com
este prédio.

16.
O alfaiate vê todos malvestidos,
o cabeleireiro, todos despenteados,
o chapeleiro, todos sem chapéu,
o fisioterapeuta, todos mancos,
e eu, psiquiatra, vejo todos loucos.

17.
A enfermeira se aproxima do meu ouvido e sussurra:
Lucrezia não está, nem no quarto nem no banheiro.
Aiaiai! É noite e partimos com a luz das lanternas, para não acordar todo mundo, quarto por quarto.
Encontramos você na cama da jovem de dezoito anos que acabou de ser internada,
uma menina doce, filha de advogados.
Vocês estão nuas. Eu tenho um ímpeto e levanto a mão para separá-las, quando vejo vocês à luz:
dormem serenas, rostos jovens, um perto do outro.
Duas menininhas.
Nunca te vi assim tão em paz.
Doenças transmissíveis vocês não têm...
sussurro para os enfermeiros: saiam, saiam, vamos deixá-las dormir.
Os enfermeiros me olham. Eu disse: saiam.
Amanhã uma das duas nós liberamos,
mas agora, vamos deixá-las dormir.

18.
É melhor manter sempre os olhos abertos na ala.
Percebo que lá no fundo do corredor um paciente está convidando Lucrezia para o banheiro dos homens. Lucrezia entra.
Eu me levanto e me dirijo até lá pronto para levantar a voz, quando ouço
um golpe surdo e um gemido de dor,
começo a correr.
Encontro Lucrezia saindo do banheiro tranquila, ela sorri para mim:
o que é, doc?
Olho para dentro. O homem está perdendo sangue pelo nariz, segurando
a pia e protestando: ela me roubou vinte euros, quero de volta.
Ela assinou recibo?, pergunto. Agradeça aos céus que tudo acaba aqui.

19.
Às vezes, me invade um sentimento tal de solidão que, assim que termino a consulta, preciso ligar para minha mulher;
se não a encontro, para minha filha; se não a encontro, para um amigo.
Digo: sou eu, e daí não consigo dizer por que liguei.

20.
Coloco os pés na enfermaria segunda de manhã e me dizem, entre outros comunicados,
como se não fosse nada:
ah, Lucrezia está amarrada ao leito.
Lucrezia! Por quê?
Brigou durante todo o fim de semana com o Rufo, que estava de plantão, e esta noite ele a amarrou.
Soltem! Depois o Rufo vai ouvir!
Doc, antes de soltá-la, vá vê-la.
Entro no quarto. As faixas nos pulsos e nos pés nunca me horrorizaram tanto.

Como você está? Você lentamente abre os olhos e me encara com um olhar carregado de ódio.
Lucrezia, eu não estava aqui sábado e domingo: era fim de semana.
Agora me escute: se eu te soltar, vai se comportar bem?
Você emite um rugido como uma fera selvagem.

21.
Uma noite sem dormir é curta para consolar-se do dia anterior.
Uma noite sem dormir é curta para se preparar para o dia seguinte.
Dura é a manhã: as gavetas se abrem outra vez e os punhais reflorescem.

22.
Inserimos Lucrezia em um programa de trabalho assistido. Após uma semana, ela sugere uma melhoria em um procedimento que é bem aceita, a chefe sorri para ela.

Uma funcionária, que trabalha ali há anos, fica com ciúmes e começa a repreendê-la
e a apontar em público cada defeito dela.
Lucrezia engole, até que um dia grita para a outra: Fique quieta você!
Velha, feia e imbecil! E vista-se um pouco melhor, sempre com essa saia vermelha que parece uma macaca!

Tudo verdade, mas tivemos que procurar outro escritório.

23.
Lucrezia gosta do trabalho: saio de casa, ela diz, converso com as pessoas, aprendo
e me distraio da voz.
A voz é aquela que todas as manhãs, depois de beber o
café, calçar os sapatos e abrir a porta,
dá a ela permissão para ir trabalhar.
Lucrezia espera, apoiada na maçaneta, o seu sim ou o seu não.
Se a voz lhe dá permissão, ela sai leve e rápida, como se
estivesse indo para uma festa.
Se lhe proíbe, fica em casa chorando e olhando para a parede.
Se a voz não é clara, ela aproveita,
mas à noite, ao voltar para casa, paga o preço:
a voz enciumada a insulta e ameaça
até que ela feche os olhos.
Para Lucrezia, o trabalho custa o dobro do esforço.

24.
Lucrezia, quando você está mal, não vem às consultas
porque a voz te proíbe.
Se você vem, a voz te proíbe de me falar sobre certas coisas.
Eu percebo porque você não responde a uma pergunta e
aponta com os olhos para o teto,
então eu também olho para o teto, depois olho para você: que faz sinal de que sim.
Nós nos entendemos, estamos em três.

O fato é que se você voltar para casa, a voz te proibirá de tomar
os remédios, então agora: ou te interno
ou te faço um depot que dure um mês.
Essa alternativa não agrada nem a mim, nem a você, nem à voz.
Mas é preciso decidir agora.

25.
Te viram em uma igreja deserta, de manhã cedo, sentada
em um banco, olhando em volta.
Então eu te pergunto, Lucrezia: você acredita em Deus?
Você me olha espantada.
Cada crucifixo para você sangra de verdade,
se você olha para São Sebastião,
sente as flechas entrarem na carne,
você não pode rezar porque o olhar de Deus é real
e te aterroriza.

Eu queria te dizer: Lucrezia, primeiro se cure e depois acredite.
Mas para você, que nunca se cura,
só resta tentar acreditar, entre a necessidade e o medo.
É fácil para os sãos acreditar, já que não acreditam em nada.

26.
Estou te dando alta pela quarta vez e vou tentar de novo:
não é melhor você ir para uma Comunidade terapêutica?
Lá há muitos jovens da tua idade, e muitos educadores.
Eu prometo,
vou continuar te acompanhando.
Já te disse mil vezes: prefiro viver sozinha.
Eu sorrio para você.
Não tente me convencer com teus sorrisos, doc,
não use truques:
se me obrigar a ir, eu coloco fogo na
Comunidade.
Está bem, Lucrezia, falamos disso mais tarde.

27.
Como está quente essa primavera. Você está tranquila, tua voz
desapareceu, mas não esperava essa outra surpresa vinda de você:
fui ao Palazzo Tursi para o seu casamento,
você me avisou uma semana atrás.
Você se casa com um tunisiano, que chegou recentemente de barco,
mais jovem que
você. Ele é bonito como uma flor, encaracolado, sempre sorrindo.
Você está contente, solar, no teu vestidinho salmão.

Somos poucos. Reconheço Carmelo e mais dois viciados,
saúdo dois pacientes que tratamos meses atrás, depois há
um padre e uma freira e mais uma dezena de pessoas, muito
simples, que não conheço.
Não vejo teus pais. Duas mulheres bonitas se destacam,
são carinhosas contigo, imagino que sejam tuas ex-colegas de
escola, uma é tua madrinha.
Na saída, jogam arroz, toca um acordeão.

Já vai embora, doc?
Sim, felicidades, Lucrezia, de coração.
Doc...
Sim.
Se eu quisesse ter um filho, teria que suspender os tratamentos?
Ah, bem... o lítio seria suspenso, o resto diminuído...
mas precisamos conversar sobre isso.
Olhe para você! Que cara você está fazendo. Não se preocupe:
eu não vou viver muito tempo, não posso fazer um filho.

28.
Emilio, você realmente acredita que quando morrer
as montanhas vão desmoronar,
a terra se abrirá,
e a lua, o sol e as estrelas vão parar?
Emilio, acredite em mim:
nem sequer uma formiga desviará seu caminho,

tampouco uma onda vai parar de marulhar,
nem um grão de areia
vai perceber que você saiu do tempo.

29.
Vi você de novo, Lucrezia: está com pressa.
Com pressa de se curar, com pressa de amar, com pressa de entender,
Você tem pressa de viver.
Você fica irritada comigo porque me acha lento, bobo.
Você me diz também: pare de sorrir o tempo todo! Me ajude.
Mas o que você tem medo de perder?

30.
Você chega correndo desde fora do hospital soluçando
contra aqueles que não te amam, contra o destino, contra o mundo.
Eu sorrio para você, não sei o que dizer e te deixo com algum de nós, depois volto, você assoou o nariz,
nossos olhares se cruzam de longe,
você murmura algo, com os olhos ainda úmidos,
agradece e vai embora.
Eu me despeço de você apenas com um aceno de mão.
O mundo, Lucrezia, continua o mesmo de sempre.

31.
Por que hoje não estou com vontade de ir ao hospital?
Por que o trajeto me parece tão comprido?
Por que os carros vão tão lentos?
E as crianças indo para a escola e as mães com carrinhos de bebê são tão bonitas?
Por que o sol que desponta me chamaria ao longe?
Mas já estou na avenida arborizada.

32.
Hoje, assim que entrei no departamento, três colegas
me cercaram.

Alguém me disse, Lucrezia, que à noite você fugiu
da enfermaria e foi até o 35.
Alguém me disse que você foi até lá em cima
e ficou em pé no parapeito.
Alguém deve ter me dito que você caminhou em direção à
balaustrada e se atirou lá para baixo.
Outro repetiu: Lucrezia se atirou lá para baixo.
Outro me disse: não fique assim. Sente-se. Você fez
tudo o que podia.

Nesse momento, alguém me perguntou se eu podia trocar
um plantão.

33.
Eu sei, Marcello, o primeiro suicídio é o pior.
No começo é o choque, mesmo que o paciente tenha deixado claro
de mil maneiras que iria se matar.
Será que se pode morrer assim? Quando se é jovem, a morte parece
uma coisa distante.
Depois vem a dor.
Quando somos jovens, nos apegamos de forma diferente aos pacientes. É como
se tivesse morrido um parente, um amigo.
Choramos. Ficamos com raiva.
O que fiz de errado? O que esqueci de fazer?
Gostaríamos de ir ao funeral, mas nos envergonhamos, como
se fôssemos nós os culpados.
Por três dias, não conseguimos trabalhar.
É assim, Marcello, da primeira vez.

34.
Os genoveses, quando estão feridos e tristes, sobem em uma rocha
e vão falar com o mar.

O mar está disponível, não se esconde,
quando você fala, ele não interrompe.

Com o mar, você pode chorar, gritar, xingar,
atirar pedras, ele não fica assustado.
Ele continua indo e vindo:
ele te procura, não te procura,
ele te chama, não te chama.
Seria bom aprender os segredos do mar.

O mar é imenso, é tudo.
Na presença dele, não há sofrimento que não pareça pequeno.
Diante do mar, você encontra seu lugar no mundo e no tempo,
vê o quanto a vida é curta, com seu sofrimento,
e consegue fazer a pergunta que mais te assusta.
O mais está feito, depois se verá.
O mar escuta as pessoas uma por uma
e enquanto isso continua indo e vindo:
ele te toca, não te toca,
ele te pega, não te pega.

O mar espera, e assim que a dor fica mais leve
ele te distrai com o vento frio que entra sob o casaco
ou com o sol que queima a pele.
Ele é esperto. Começa a balançar você com o ritmo da onda
que se quebra nas rochas e depois recua,
ora mais forte, ora mais suave.
E, sem que você perceba, ele te encanta, te hipnotiza,
e te faz dormir.
Finalmente, você descansa.
Quando chega a hora, ele dá uma respingada de água nos teus pés.
Você acorda.
Agradece, se despede e vai embora.

Que mestre!
Comparados ao mar, nós, psiquiatras, somos nada,
somos uma pocinha de água na palma da mão
usada para apagar um incêndio.

35.
Ignorar a morte não nos torna imortais.
Nem pensar nisso constantemente nos torna imortais.
Talvez pensar nisso de vez em quando?

36.
Não consegui te ajudar, Luciano. Você saiu de casa
em uma tarde, chegou no viaduto sobre a Aurelia
e voou.
Quando vou de bicicleta, preciso passar por aquela ponte e
penso: agora, como castigo, escorrego e caio também.
Na região a que chego logo depois, jogou-se Giuseppe
da ponte da ferrovia.
Voltando para a cidade, roço o paredão
de onde Iris decolou há um mês.

Quanto mais os anos passam, mais minhas viagens despreocupadas,
entre as
buganvílias e o mar, se transformam em passeios pensativos demais.
Este domingo não tiro a bicicleta do porão.

37.
Luciano, para ser mais forte que a dor,
mais forte que o medo,
mais forte que o rancor,
você se fez vento.

38.
Mas, se os suicidas malsucedidos não sabem por que tentaram
se matar,
como podemos nós entender isso.

# Quarto capítulo
# Pela cidade

1.
Alfio, o momento que você temia chegou.
Batem à porta de casa.
Querem uma prestação de contas?
Por que justamente agora?
Afinal, você não fez nada de diferente. Você não os provocou.
Por meses você suportou, não se rebelou, enquanto eles
não te perdiam de vista um segundo sequer com as câmeras
e os microfones escondidos naqueles microscópicos buracos da parede
(você descobre mais e mais todas as manhãs).
Batem outra vez à porta. Senhor Alfio, abre pra nós?
Por meses você ficou trancado em casa,
fazendo de conta que não existia.
Mas eles sabiam perfeitamente o que você estava fazendo
e em qual cômodo você estava.
Por isso, você ficava parado o dia inteiro.
Apenas um sorriso, à noite: também hoje eu os enganei.
Batem outra vez à porta. Senhor Alfio, abre pra nós?
Você pega a faca grande na cozinha.

Esses são meus pensamentos diante da tua porta, Alfio,
quando ouço o remexer vindo de dentro com estranhos rumores.
É a primeira visita domiciliar, nós nunca nos vimos antes.
O enfermeiro sussurra: chamamos a polícia?
Eu faço um gesto para esperar.
Rangidos de mil trincos por cinco minutos,
então a porta se abre.
Escuro, ninguém no vão da porta, apenas uma espécie de lamento.

Nós não nos movemos: Bom dia, senhor Alfio.
Por favor, entrem.
É pequeno, parece inofensivo.
Assim que cruzamos a soleira, a porta atrás de nós se
fecha sozinha, com grande estrondo,
com um sistema de cordas e contrapesos,
mas não é uma porta só, há outra e outra:
é uma porta tripla.
No final tudo fica em silêncio, uma corda balança.
Alfio nos observa atentamente:
Agora ninguém mais pode entrar ou sair.
O enfermeiro me diz com o olhar: se ele não te matar, eu mesmo te
mato.

2.
Ontem ouvi um correspondente de guerra dizer que nós,
europeus, vivemos numa redoma
sem saber dos dramas do mundo.

Eu conheço pessoas que passam a noite sob os bombardeios
no beco Untoria,
pessoas que de manhã descem para as trincheiras na rua Venti
Settembre,
pessoas fechadas em prisões sem direito algum na subida del
Carmine,
pessoas perdidas no deserto a duzentos metros da estação
Principe.

3.
Gênova não é uma cidade quadrada, é uma cidade torta: há
sempre um atalho.
Só da minha casa para o hospital existem quinze atalhos,
um mais curto que o outro.
Quando estou com minha esposa, tenho que seguir o atalho dela,
senão ela fica brava,
mas eu sei que o meu é mais curto.

4.
O momento mais perigoso das visitas domiciliares
é quando o paciente te oferece café.
Você tenta recusar, mas eles insistem, você insiste em recusar,
mas eles se levantam sem pensar duas vezes.
Retiram de antigos armários
xícaras antigas cobertas de poeira,
lascadas e manchadas, desbotadas e trincadas.
Pescam do fundo das gavetas colheres desgastadas e de
tamanhos diferentes.
De um móvel sai uma cafeteira mais escura que o carvão,
enchem com água vinda de uma torneira engordurada,
então abrem um pacote de café de marca asiática, sem
aroma, colocam tudo para ferver em um fogo incerto que
uma hora vai, outra hora não vai,
preparam o açúcar, sujo e em pedaços duros, cinza,
e encontram a coragem de te sorrir, contentes.
Depois eles perguntam se junto com o café você quer algo para
comer.
Você mal termina de dizer: não, obrigado,
e vê aparecer do nada:
balas de frutas secas, botões de alcaçuz, cigarros
de chocolate,
salgados comprados sei lá quando, com o creme seco como
estuque endurecido, biscoitos de anis, uns Pavesini ressecados,
duas bananinhas de marzipã.
Os mais ricos, perto do Natal, oferecem uma colomba pascal,
que, ao ser colocada na mesa, faz o barulho de uma pedra e gira
sobre
si mesma.
Quando o café está nas xícaras, há um momento de silêncio
e incerteza.
Você se pergunta por um segundo: e se eles me envenenarem?
Daí, em volta da mesa, sorrimos e nos servimos.

5.
Caminhando pelos becos para visitar os pacientes,
é impossível não esbarrar nas putas:
os becos são estreitos e elas têm quadris largos,
às vezes, colocam uma cadeira no meio do caminho
para apoiar as pernas à mostra.

As putas têm uma alma psiquiátrica: se você quer saber
como está um paciente,
pergunte à mulher que está colocando o salto agulha na porta
e bloqueando o beco com sua bunda enorme:
ninguém sabe melhor do que ela.

Enquanto isso, ela terminou de fechar as fivelas,
levanta o busto e o rosto para você
e, por um momento,
ela não parece uma puta
e você não parece um psiquiatra.

6.
Angelo, você se recusa a vir às consultas, então vou
improvisar uma visita a você.
Tua mãe abre a porta e me indica com os olhos desesperados
onde você está.
Entro no corredor e você se esconde no quarto,
eu bato na porta do quarto e você aparece na cozinha.
Eu dou uma volta comprida para te alcançar na cozinha
e você volta para o quarto.
Eu volto atrás, bato na porta do quarto e corro para a cozinha para
te surpreender, mas você sai pela porta da frente
e se vai por algumas horas, livre e feliz,
enquanto eu continuo te esperando ali como uma coruja sonsa,
até a voz da tua mãe me informar:
Olha, ele escapou.
Fico um pouco ali bebendo café
mas não ouso olhar nos olhos da tua mãe quando ela

murmura: Mas, doutor, mais cedo ou mais tarde, o senhor vai conseguir não deixar
esse idiota escapar?

7.
Giorgio, como todos os sábados à tarde, você passou
pelo beco Untoria para transar com a velha Almira.
Ela estava doente — tem setenta anos —, em troca te ofereceram
a jovem Lidia.
Você aceitou, mas pediu um desconto.

8.
Fim de julho. Uma manhã você coloca o nariz para fora:
Gênova está deserta.
Todos partiram durante a noite?
Espaços imensos, vazio, no tremor do ar quente se distinguem
prédios muito distantes.
Tudo está parado, como um lagarto na parede.
Silêncio: na colina chega o som do mar e o grito das
gaivotas.
Raros turistas conhecedores em busca de alguma coisa.
Mas eis que algo acontece: persianas antigas, fechadas por meses,
se abrem,
cômodos escuros há meses se iluminam,
esquecidas fechaduras rangem.
Este é o momento em que Gino, Elisa, Enzo e os outros
tomam coragem,
abrem as portas e saem à rua.
Andam pelas calçadas, sentam nos banquinhos,
falam sozinhos nos cruzamentos, estudam os semáforos,
chamam os gatos.
Vestidos das mais estranhas maneiras, uns com capa de chuva,
outros
com suéter, outros com botas de montanha, outros com
chinelos de praia.
É uma explosão, como a das lesmas depois da chuva.

A cidade é deles. Donos por um dia.
Eu, andando de Vespa, percebo que conheço poucos deles.
A cidade está cheia de pessoas que não existem.

Final de agosto. Voltam das férias filas de carros
cheias de bocejos.
Em poucos dias, as lesmas voltam para suas tocas.
Quem não viu não as verá mais.

9.
Caminho há cinquenta anos por Gênova
e ainda acontece de eu descobrir,
dentro de um raio de um quilômetro da minha casa,
uns buracos que nunca percorri.
Vou morrer após uma vida toda caminhando por Gênova,
sem tê-la percorrido inteira.

10.
A terra é pesada e o teu corpo é pesado, Giuseppina. Você nunca
sai da cama.
Desde o casamento do Piero, você não abre o armário
onde dormem no escuro os sapatos bons.
Para calçar as pantufas você demora meia hora, outra
meia hora para se levantar, daí arrasta os pés, passo a passo,
e leva meia hora para dar a volta na cama.
Você está agarrada a essa cama como um náufrago a uma ilha
no meio do mar.
Na frente da cama está o grande armário.
No quarto está você, a cama e o grande armário.

No armário dorme o vestido de noiva da tua mãe com o chapéu de sol
e o vestido verde, viagem de lua de mel ao Lago de Como.
No armário dorme o uniforme de maquinista do teu pai,
chefe de estação em Levanto.
Dormem as fotos em preto e branco dos teus avós camponeses
junto à videira

e as caras de fome dos teus pais nos tempos de guerra.
Dormem as fotos da tua crisma em Lagaccio, cocktail no
Righi, um colega de escola faz caretas.
Dorme o teu diploma do Magistério e a assinatura da tua primeira
substituição: na D'Annunzio, você falava de Pascoli, lembra?
A turma fazia barulho, aviõezinhos voavam,
melhor desviar.
Dorme o colete com as varetas que um ortopedista malicioso
queria que você usasse.
Dorme uma carta de amor falsa que você escreveu a si mesma,
e a verdadeira que você escreveu ao Piero e nunca enviou.
Dorme a lembrancinha do casamento do Piero, que teve
três filhos com a Giusi.
Da tua barriga saíram dez filhos imaginários que o
Haldol[3] não consegue fazer voltar. Você está cansada
dessas gestações, sem pais, festa e batismos.

Giuseppina, você dorme diante da tua vida trancada no armário.
Já é um quarto funerário egípcio, este quarto. Você está sepultada
viva.
A tua mãe muito velha tosse, o canarinho canta
na sala de estar: eu me levanto, tomo café na cozinha, no cheiro
de guardado, finjo me interessar pelo canarinho,
concordo com o aumento dos preços, troco aleatoriamente os
medicamentos,
tua mãe entende isso e suspira: deixamos assim.
Logo que abre a porta, vou embora descendo as escadas,
finalmente livre.

11.
Giovanna, é a primeira vez que saímos juntos.
Você é querida e estou te levando para jantar em um restaurante do
centro histórico.

---

3    Medicamento antipsicótico. [N.T.]

Já está escuro, caminhamos no trânsito da Via Gramsci.
De repente, sai de uma porta um sujeito grandalhão, maquiagem
pesada, todo vestido de oncinha, cabelos loiros compridos,
assim que me vê, sorri e saúda: Oi, Paolo.
E vai-se embora rebolando.
Trabalhei durante muito tempo com dependentes químicos, entre os
quais muitos
travestis[4], os únicos afetuosos.

Não tenho tempo de te explicar, Giovanna:
ele vem na nossa direção, saltos altos, calças de couro preto
brilhante, um brutamontes com um xale rosa sobre os ombros
e lábios escuros,
olha para mim malicioso
e me sorri enquanto se aproxima, lambendo os lábios com a
ponta da língua: Oi, Paolo...
Mas o pior é o travesti que agora, do outro lado
da rua movimentada, depois de quatro filas de carros, gesticula
e fala, gritandinho: Oi, Paolo!

Eu sei, Giovanna, precisamos conversar.
Mas onde está esse maldito restaurante.

12.
Vocês nunca os verão.
Nunca os ouvirão.
Nem sequer suspeitam da sua existência.
No entanto, são muitos: centenas, milhares numa cidade.

Estão trancados nos seus quartos.
Sobrevivem por anos.
Se não esvaziam os penicos pela janela,
se não batem nos pais,

---

[4] Nesta e em outras ocorrências o texto foi mantido conforme o original, ainda que o pronome correto para se referir a travestis seja o feminino. [N.E.]

se não gritam à noite no parapeito ou no patamar da escada,
podem permanecer na sua ilha por vinte, trinta anos,
como Robinson Crusoé.

Se você vai procurá-los, atiram flechas e te tratam como um canibal.
Se você os encurrala, tentam recuperar,
no meio da urina e da porquice,
um ar de lorde inglês:
Mas, o que há de errado?
Estou aqui há poucos dias, só estou à espera do Vapor
para voltar à Inglaterra.

13.
Fui com o Valerio apanhar um deles.
Trabalho árduo, perigoso e muito pouco satisfatório.
É rotina quando os pais estão morrendo.
O pai está na cama, a mãe abre a porta com a mão
trêmula. Robinson Crusoé está em algum lugar, escondido na
floresta do quarto.
Escapa de nós pela casa, encurvado, veloz, silencioso.
Daí ele aparece: barba por fazer, cabelo um tufo,
unhas com dez centímetros de comprimento, pelos no nariz e nas
orelhas,
dentes pretos, a camiseta encardida.
Move-se rapidamente, bufa, resmunga, rosna, depois usa palavras.
Mãe, maldita, por que é que deixou eles entrarem?
E recomeça a fuga. Você é a minha desgraça. Maldita.

Eu estou aqui e, não sei por quê,
me vem à mente a caça ao javali no Monte Gottero,
quem fica de vigia, quem sai à caça, assobia, atira.
Não tenho sequer uma espingarda.

Ele não devolve os cumprimentos, diz que nos vai denunciar.
Esta é a minha casa, cada um faz da vida o que quer,
obrigado e bom dia: mãe, acompanhe os senhores até a porta.

Eu também gostaria, neste ponto, de dizer:
obrigado e bom dia para o senhor,
foi um prazer.
E sair ao sol para tomar um sorvete no Castelletto.

14.
Fazer um TSO significa irromper na casa de alguém
e arrastá-lo à força para o hospital.
Esta é uma operação de natureza militar.
Como todas as operações de natureza militar, requer que
na equipe que parte haja conhecimento recíproco,
confiança recíproca e acordo sobre a hierarquia.
Não deve repetir-se, Valerio, o que aconteceu na casa
do Tommaso.
No quarto dele, na frente dele, sussurro a você em segredo:
vamos
e você me responde:
não, vamos esperar.
Esperar o quê, Valerio? Eu sou médico e você é enfermeiro,
o que devemos fazer?
Dizer ao paciente: espere um momento
e nós dois irmos para outra sala abrir um debate para entender
se é certo ou não levar o Tommaso à força?
Talvez a gente pergunte à família e aos vizinhos o que preferem?
Vamos fazer uma votação? Vamos sortear?
Valerio, se a responsabilidade é minha, quando eu disser vamos, nós vamos.

15.
Ser retirado da ilha, para a luz, depois de vinte anos,
não é pouca coisa,
é uma experiência aterradora, como ser esfolado vivo.
Mas há algo que, no final, é mais forte do que o terror:
a curiosidade.
Na Ala 77, finalmente em meio a outras pessoas, por
mais estranhas que sejam, os Robinson Crusoé, após poucos dias

— sem darem conta disso —
espiam,
observam, espreitam, escutam.
Nunca admitirão isso, continuarão nos culpando por lhes
ter arruinado a vida
mas, assim que nos afastamos, eles se divertem.
Depois, um dia, encontramos eles conversando tranquilamente
com um outro paciente.
Depois de vinte anos.
Nós fingimos que não vemos, e eles também.

16.
Quando não há como evitar e é preciso ir fazer
um TSO,
antes de sair,
como na paramentação dos guerreiros,
como na escolha das armas antes de uma batalha,
existe um momento sagrado de concentração.
O médico se pergunta por que escolheu essa profissão,
saúda mentalmente esposa e filhos e prepara um pouco a mente
para a dureza.
Os enfermeiros calçam tênis, tiram a camisa e vestem uma camiseta
velha.
Dão uma olhada na pasta do paciente, onde nunca há
nada escrito.
Cada um diz ao outro: não faça confusão.
Cada um beija seu talismã, desejando-se boa sorte. E partem.

17.
Gino, esse paciente agitado, você pega ou eu pego ele
pelo pescoço?
Não podemos esperar: ele está quebrando tudo e socando.
Deve pegá-lo quem está atrás dele, e agora, Gino, é você quem está
atrás dele.
Gino, queremos fazer alguma coisa?

Gino, que você está com torcicolo e uma cãibra no braço
e cuja ressonância magnética encontrou uma artrose no teu ombro,
e que você veio trabalhar esta manhã pela graça de Deus,
da próxima vez me avise antes, não depois.

18.
Giusi, velho transgênero[5],
quando passo, acompanhado por alguém,
na frente do quarto onde te veem meio nu na cama à espera,
não me chame, como você faz, de maneira sedutora,
por nome e sobrenome, com o teu vozeirão,
me cumprimente apenas com um aceno,
melhor ainda, me mande só um beijinho,
ou melhor ainda, um sorrisinho e pronto,
ou melhor ainda, não faça nada,
só pense em mim.

19.
Marcello, para fazer um diagnóstico basta olhar os sapatos.
Os deprimidos usam pantufas ou sapatos macios, têm meias de
cores escuras, sem cheiro. Se um deprimido tem cadarços, significa
que tem alguém cuidando dele e amarrando os seus sapatos,
ou ele não é um deprimido
ou, pior, é um deprimido metódico com alto risco de suicídio.

Os eufóricos não têm tempo a perder,
colocam sapatos gastos para economizar poucos segundos
e depois caminham mal por horas.
Há eufóricos sem descanso que andam dia e noite.
As meias estão suadas e fedorentas, de todas as cores, frequentemente
descombinadas e furadas.
Se um eufórico aparecer na clínica de chinelos ou descalço,
com os pés sujos, precisa ser internado.

---

[5] Texto mantido conforme o original, ainda que, caso Giusi seja uma mulher trans, o pronome correto para chamá-la seja o feminino. [N.E.]

Os esquizofrênicos às vezes usam sapatos que não combinam por
capricho,
como uma zoação supersticiosa do mundo.
Os paranoicos usam sapatos bons para fugir. Se chegarem
com botas militares enlameadas, é preciso interná-los.
Os sem-teto têm sapatos velhos, mas encrostados
de sujeira, indestrutíveis.

Os neuróticos chegam com sapatos brilhantes que estrilam
no chão,
eu não entendo de onde vem o barulho e olho em volta.

20.
No centro histórico de Gênova, as maiores praças são
os interiores das igrejas, às vezes, para se locomover na cidade, é
conveniente
entrar por uma nave e sair pela outra.
Há quem entre na igreja para descansar as pernas,
para aproveitar o frescor, se proteger da chuva,
para ouvir a música, por engano.
Você, Elio, é estranho:
toda vez que entra na igreja pensa em Deus.
Existe? Não existe? Como é? Por que nos criou?
Depois, você fica carcomido por horas como um osso mastigado.

21.
O sacristão nos guia: Venham.
A igreja está deserta e meio escura,
enquanto passamos diante de um altar lateral
e os anjos barrocos nos perscrutam,
o sacristão solta um peido suave, suave e silencioso,
enquanto passamos diante de São Jorge que mata o dragão,
o cavalo olha para nós,
e o sacristão peida outra vez
leve, suave, monocórdio,
passamos diante de uma pintura, da escola caravagista,

um Holofernes nos observa,
então o sacristão retoma a mesma nota,
mais sincopada e descontínua,
contornamos um confessionário do século xv,
um fantasma está atrás das cortinas,
o sacristão conclui sua obra sonora.
Agora ele abre para nós três portas, sem peidar: está se guardando
para quando chegarmos à imensa tapeçaria das bodas de Caná,
daí ele se libera.
Então ele nos faz sentar no apartamento particular do
padre.

O padre, todo vestido de preto, tem tiques e um movimento
tremido da mão.
Ele tem vários problemas, mas o que o faz sofrer mais
é que quando entra na igreja
sente subir uma grande vontade de blasfemar,
então ele se controla com dificuldade,
vive com medo de não conseguir resistir,
tem pavor de soltar uma blasfêmia em voz alta,
enforca um pensamento blasfemo pela metade, se recompõe,
depois começa a sofrer novamente.
Eis que ele não se segura mais. Sai apressadamente da igreja e lentamente a tensão se reduz.

Um péssimo sintoma para um padre.
Espetacularmente lindo para um jovem psiquiatra como eu.

22.
Rufo, faz uma semana que você não vem trabalhar, depois volta
de Roma e fica se gabando de ter se tornado íntimo de um
subsecretário
que fala todos os dias com o ministro da Saúde.
Rufo, não para me gabar, mas eu, ao ficar trabalhando em Gênova,
me tornei íntimo de alguém que fala com Deus todos os dias.

23.
Se em Medicina fossem admitidos apenas os alunos mais inteligentes,
quem salvaria a Psiquiatria da ruína?

24.
Lia, sua mente frágil está se desmoronando pela demência.
Você nos recebe com gentileza em sua bela casa burguesa da rua Caffaro, nos mostra os quadros, a biblioteca e insiste em nos oferecer um chá. Nos faz sentar nas poltronas vermelhas e nos deixa esperando infinitamente.
(Você demitiu os empregados, estavam roubando em casa, diz.)
Os pisos de mármore, os móveis antigos, o piano:
A tua mente vacila, mas o mundo ao teu redor não se esfrangalha, misteriosamente permanece com o olhar altivo.
Pudicícia, limpeza, compostura, respeitabilidade.
O decoro burguês, indestrutível, é tua salvação, Lia.
Finalmente você volta empurrando o carrinho com as xícaras
de cerâmica tilintando.
Sorri. Nos oferece a xícara com as mãos trêmulas:
podemos observá-la,
a xícara emerge em meio às névoas da dúvida
como o promontório de Portofino
aparece claro e inabalável para o marinheiro duvidoso da rota.
O mundo não se dissolve, mas o cubinho de açúcar se dissolve sob a colherinha.
A própria morte, chegando, terá que se sentar à tua mesa, Lia, e adiar sua tarefa,
para tomar, composta, o chá, na cerâmica holandesa.

25.
Em alguns becos do centro histórico de Gênova, levantam-se arranha-céus medievais de oito andares.
Sobe-se por escadas estreitas, onde mal se passa com as ombros e é preciso abaixar a cabeça.
São íngremes, os degraus cada um de altura diferente.

Curvam-se como intestinos na barriga do edifício,
sem patamares: as portas se abrem nos degraus
e não trazem número nem nome:
se você está procurando alguém, abra-se para a aventura.

Uma noite, eu e Livio partimos com um TSO no bolso para Sergio,
esquizofrênico que mora nos becos:
quem lhe leva comida diz que ele não abre há um mês
e os vizinhos o ouvem gritar.
No portão, há uma prostituta e ela não se move: para entrar
temos que nos espremer contra seu seio.
Enfrentamos a subida com método, pois há pouca ventilação.
A escada faz a curva ora para a direita ora para a esquerda,
lá fora está quase escuro e as raras lâmpadas estão queimadas.
A escada cheira a mofo e mijo de gato.
Alguém desce com uma lanterna elétrica, para deixá-lo passar
é preciso se achatar na parede.
A cada porta um perfume diferente: bacalhau, pesto,
sopa, cuscuz, deixa o jantar pra lá.
A cada porta, a música muda: napolitana melódica, árabe,
reggae, techno, silêncio genovês.

Chegando, de qualquer forma, ao topo das escadas, descemos de novo,
parando para farejar os cheiros e ouvir os sons,
para entender qual é a porta do nosso homem:
tocamos várias vezes ao acaso.
Esperamos ouvir um grito, mas Sergio fica em silêncio.
Já vamos perdendo a esperança, quando um vizinho, pela
fresta limitada por uma corrente, nos indica uma porta.
Tocamos, nenhum barulho, batemos.
Sergio é magro, idoso, talvez não coma há dias,
nós somos dois, jovens e bem nutridos,
então, quando finalmente conseguimos entrar,
confiando o gato ao vizinho e fechando as janelas,
temos boa chance de arrastá-lo conosco.

Colocamo-lo no meio: eu vou na frente e Livio fica atrás dele.
A descida é mais difícil do que a subida:
não dá para ver os degraus e corre-se o risco de rolar escada abaixo.
A cada três degraus é um xingamento, uma recomendação,
um pedido por luz. Sergio fica em silêncio.

Chegando na metade da descida, acontece o incontornável:
sobe um cara gigantesco, com uma guitarra, e atrás dele tem
um outro, senegalês como ele, com um tambor.
Estamos parados como duas colunas de carros em uma rua estreita,
nos consultamos em línguas estranhas,
iniciam-se cansativas e milimétricas manobras de marcha à ré,
alinhamentos, desencaixes, deslizamentos,
passa o primeiro, mas surgem novos:
é uma banda senegalesa inteira
com baixo, tecladista, saxofonista e coristas obesas.
Quando as escadas voltam a ficar vazias, temos o corpo amassado.
Mas eis que sobe uma mulher grávida.
Outros cuidados e ginástica de contorcionistas,
Até que se chega ao portão.
A prostituta retoca a maquiagem.
Estamos fora: eu e Livio. Mas o paciente onde está?

Eis ele lá em cima.
Reacendeu as luzes e nos dá tchau da janela
com a mãozinha para o céu.
Contaremos que não o encontramos.
É mais fácil capturar um macaco em uma árvore que um
paciente nos andares altos dos becos.

# Quinto capítulo
# Más companhias

1.
Onde foram parar os dependentes químicos, bando de lobos, que
percorriam os becos à noite entre a Via Gramsci e o beco Untoria?
Você os via caminhar curvados, com olhos afogueados,
orelhas em riste, narinas abertas.
Arranhavam as paredes, inspecionavam os portões,
olhavam embaixo dos carros, levantavam os vasos de gerânios,
roçavam as soleiras,
com dedos longos enfiados em cada buraco.
Se você passar por lá agora, todos desapareceram.
Em qual Sibéria, sob qual lua, continua a caça?

2.
Carmelo, você me diz que parou de beber.
Mas não era você que eu vi cambalear ontem no meio
do beco dei Macelli?
Não era você que forçava as mulheres com as sacolas a se afastarem
para não te atropelar?
É verdade, admita, era eu, mas tinha bebido só um pouco.

Carmelo, quem bebe cambaleia, perde o equilíbrio,
dá dois ou três passos para se reequilibrar, depois freia
e, se não se agarra a alguma coisa, cai.
Quem bebe tem movimentos quebrados.
Você cambaleava parado com os olhos quase fechados,
se inclinava lentamente para a frente,
centímetro após centímetro, além de qualquer limite
— agora vai cair, vai cair —

mas não,
assim como a Torre de Pisa, você ultrapassava o centro de gravidade,
depois voltava vertical,
e já voltava a se inclinar para a frente, lento lento,
descendo, descendo com a cabeça,
o suficiente para pegar um toco de cigarro do chão com a boca.
Carmelo, quem bebe não cambaleia assim.

3.
Quando você começa a trabalhar na interconsulta psiquiátrica do
Pronto-Socorro, é difícil conquistar a confiança dos colegas.
Você é jovem e além disso psiquiatra,
os clínicos e os cirurgiões te escrutinam de cima a baixo:
faça sua interconsulta, mas saiba que aqui eu decido tudo.

Se o Pronto-Socorro é inexpugnável, você sempre pode
conquistar a sala de espera,
a sala de espera fica nos fundos, lá você pode se infiltrar.
Olhe ao redor para identificar os psiquiátricos:
aquele sentado em um canto, imóvel e calado, aquele que
anda sempre brigando, aquele que mexe nas cadeiras
e no relógio.
Você pode sentar e perguntar qual é o problema, e começar a resolvê-lo.
Se você esvaziar a sala de espera, a notícia se espalha rapidamente:
No Pronto-Socorro vão te enxergar com outros olhos.
A sala de espera é um mundo, e já é clínica: há muito o que
aprender.
Lá, o agressivo é agressivo, o ansioso é ansioso,
essa é a realidade: a consulta é uma representação.

4.
Eles te trazem para o Pronto-Socorro, Carmelo: você teve uma overdose,
já está mais frio que quente.
A enfermeira Mara olha para você, depois levanta o olhar para o
médico distante

e aproxima o indicador do cotovelo, o gesto da intravenosa.
O médico faz um sinal afirmativo com a cabeça.
As mãos entram em movimento, tique faz o plástico que se rompe, taque a ampola que se quebra.
Mara se inclina, procura com o dedo, encontra uma veia nos pés ou na cabeça, injeta, se levanta.
Você dá um tranco e um suspiro: o antagonista dos opiáceos faz seu trabalho rapidamente.
Então você começa a mover os braços e as pernas aos solavancos, desmontando-se como uma marionete,
abre os olhos admirado, levanta a cabeça. Assim que percebe onde está, rosna:
Filha da puta! Você tirou minha droga! Cuida da tua vida! Agora estou em abstinência!
Você se levanta e sai, xingando e esbarrando em quem quer que esteja
na frente.

Três horas se passam.
Eles te trazem de volta, mais pálido que antes.
O médico te vê passar e faz o gesto da intravenosa para Mara, à distância.
Tique, taque, ela se inclina, procura, injeta.
Você dá um tranco, invadido por um fogo:
Você de novo, sua vagabunda! Que morram você e todos os teus filhos! Enfia o
Narcan no teu cu!
E vai embora.
Desta vez, a enfermeira começa a chorar.

Três horas se passam, a ambulância te traz de volta, você está cada vez mais
em coma de opiáceos,
mas daí grita como um porco prestes a ser abatido:
Filhos da puta! Vou denunciar vocês!
Eu, para salvar o dia de todos e tua própria pele, faço um belo TSO:

enquanto te levo para a Ala 77, os outros ainda se inclinam
sobre a maca tentando te acertar.

5.
Chega um brutamontes agitado, talvez bêbado.
Abrem as portas do Pronto-Socorro para que ele saia
sem que ninguém se machuque,
mas ele não tem a menor intenção de sair, e coloca
tudo de cabeça para baixo.
Chamam o psiquiatra de plantão, um fenômeno,
daqueles que querem fazer tudo sozinhos.
Com palavras suaves, ele convida o gigante a se acalmar, o sujeito
o joga contra uma maca, daí o miserável o repreende
com veemência. O bruto, que não espera mais nada, se lança
com as duas mãos em seu pescoço.
O que o covarde faz?
Para se defender, ele agarra a enfermeira Mara,
que é pequenininha, por trás, como se fosse um travesseiro:
o bruto se move para a direita e a puxa para a direita, depois a
balança para a esquerda,
naquele momento ele olha ao redor, vê a porta, joga Mara
em cima do baderneiro e foge.
Ao sair, ele não encontra alternativa senão fechar a porta
atrás de si, trancando Mara, só, com o nervosinho na sala.
Se agarra à maçaneta, resistindo ao outro que dá murros e empurrões para tentar arrombar a porta, enquanto ela grita para o teto.

Hoje, Mara me olha e sibila nos corredores: vocês, psiquiatras,
são piores do que os viciados.
O cirurgião se afasta com o bisturi levantado: Milone,
você também precisa ficar atento.

6.
Vai parar de pedir caridade enganando os pedestres?
Mas como, doutor, eu ofereço a oportunidade de ir para o paraíso
por um trocadinho.

Carmelo, se Deus cuida da essência, quem dá um trocado
a você para a heroína
vai para o inferno.

7.
Se duas enfermeiras estão conversando, nove em cada dez
estão falando de comida:
do que comeram ontem,
do que vão comer amanhã,
de como a mãe cozinhava,
de suas comidas preferidas,
das dicas de receita da avó,
do que comeram no Natal e no Ano-Novo nos últimos
dez anos,
do que gostariam de comer no próximo Natal e Ano-Novo,
das mil maneiras de preparar o cogumelo e o
ossobuco, escargot,
do melhor restaurante da cidade para carne, peixe,
para sobremesa e café.
Mesmo as enfermeiras do antigo manicômio não falavam de
outra coisa senão comida,
e assim fazem os presidiários no escuro da cela
e os náufragos distantes.

8.
Carmelo, você está aqui há seis meses e outros seis meses te
esperam.
Em uma de minhas visitas psiquiátricas, venho te visitar na prisão.
Eu vou à academia todos os dias, você me diz,
e me estende a mão: vamos fazer uma queda de braço?
Teus colegas em volta se viram: vai!
Nós nos ajeitamos e alguém diz: já!
Eu começo com setenta por cento, pronto para aumentar,
você me entorta um pouco, oitenta e eu subo de novo,
você me entorta de novo um pouquinho, noventa e eu subo de novo,
Daí ficamos parados assim, em equilíbrio, todos olham para nós e

dizem:
Carmelo! Carmelo!
Você começa a suar, eu dou o pouco que me resta,
e lentamente te derrubo.
Ganhei! Saio radiante e parto com a minha Vespa.

No primeiro semáforo vermelho paro e fico de boca aberta:
não deixei você ganhar.
Ele vai ficar na prisão por um ano e eu estou fora, não o
deixei ganhar!
Tocam as buzinas atrás de mim, mas eu não me movo.

9.
Você me diz que devo te prescrever metadona e Rohypnol
nas doses que você quiser,
porque eu sou um funcionário público
e meu salário é pago por você com seus impostos.
Carmelo, eu não sabia que sobre furto, assalto e roubo em
residências você pagasse imposto de renda.

10.
Carmelo, quando você está meio alterado, não consegue parar
de falar: de pé balançando, com os olhos quase fechados,
você conta o mundo conforme o vê,
você se ouve, se pergunta, se responde,
murmura, se interrompe, continua, soluça,
choraminga,
uma hora você está quieto, daí fica mais agitado, protesta, peida,
vomita,
interrompe o assunto,
fecha os olhos, dorme,
resmunga, fica quieto, resmunga de novo, se cala total

é isso, você está alterado,
de palavras.
A droga mais barata.

11.
Giulia, você me pergunta se os viciados às vezes dizem a verdade.
Giulia, os viciados mentem sempre, mesmo quando dizem
a verdade.

12.
Emilio, você me diz que vai até as putas com Viagra, olha para mim e
espera que eu te inveje,
depois você me diz que usa cocaína, olha para mim e espera que eu
te inveje,
depois você me diz que ainda se masturba, olha para mim e espera
que eu
te inveje,
daqui a pouco você vai me dizer que faz xixi na calça e esperar que
eu
te inveje.

13.
Um quarto branco.
Na entrada, luz ofuscante: você vendeu as cortinas e as
persianas.
Entramos nos outros cômodos, brancos, vazios: você vendeu
os móveis, os quadros, os lustres.
Nessa claridade se move uma idosa frágil, tua mãe.
É fácil ver onde ela dorme: num canto, sobre um velho cobertor
escuro.
Você vendeu as camas e as mesinhas de cabeceira.
Você vendeu a geladeira, o fogão a gás, a TV e o rádio.
Você não vendeu apenas uma coisa: o vaso sanitário. E a tua mãe.
Resmungamos algo contra você, Carmelo.
Tua mãe te defende: coitadinho.

Eis que você volta a passos largos,
grunhe, vai ao banheiro, desenrosca o vaso,
carrega-o nas costas, sai.

14.
Carmelo, um artista do crime como você, como pode se rebaixar
a pedir caridade?
Aquilo que parece, com você nunca é verdade.
Você pede esmola, mas ao mesmo tempo, com olhos atentos, fica de tocaia,
controla os movimentos da polícia, dá indicações aos assaltantes,
recolhe o saque deles, pega e distribui pacotes.
Basicamente: você dirige o tráfego.

15.
Você me pede chorando para eu te seguir assiduamente como
médico nos próximos anos.
Carmelo, teu pai, teus irmãos, tua
esposa e teus filhos te abandonaram,
teus amigos, teus parceiros e teu cachorro,
por que eu deveria embarcar nessa com você?
Carmelo, até os teus credores mantêm distância de você,
por que eu deveria me aproximar?

16.
Em tempos passados, para encontrar enfermeiros, os chefes do manicômio
batiam à porta dos párocos do interior e recrutavam
homens robustos.

Ferdinando, você era da roça,
nos primeiros anos tratava os pacientes como burros e sacos de batatas:
você os jogava de um lado para o outro.
Quem não se lembra daquele dia em que Andrea infernizava o
setor, amedrontando todo mundo com seus gritos em disparada
pelos corredores,
e você o levantou com um só braço,
como um cabrito saltitante,

daí, falando de outra coisa,
carregava-o debaixo do braço enquanto fazia outras coisas: tinha se esquecido dele.

Agora se passaram vinte anos e você se tornou um psicólogo refinado:
quando entra um paciente novo,
você o fareja e já sabe o que nos espera.
Eu sempre me asseguro de ter o teu parecer.

17.
Você se tornou abstêmio e me critica por beber vinho demais:
uma taça por dia.
Mas não era você quem virava três litros e depois rodava tropeçando pelos bares do centro histórico?
Lembro, até então você zombava de mim porque eu bebia
só uma taça.
Donato, você mudou todas as tuas rotinas, exceto uma: a de encher o saco.

18.
Donato, no final das contas, você e eu teremos bebido a mesma quantidade de vinho,
apenas distribuída de maneira diferente.

19.
Seringas.
Seringas travessas, já cheias, escondidas no bolso,
esperando o paciente se virar.
Seringas campeãs do mundo, carregadas em três segundos enquanto o paciente chuta embaixo o colega.
Seringas de rapina, injetadas por cima das calças, por cima das meias-calças rasgadas.
Seringas fogo amigo, espetadas na mão do colega que segura o paciente.
Seringas hábeis, que seguem todos os protocolos enquanto o

paciente observa desconfiado.
Seringas Van Gogh com soluções de todas as cores.
Seringas high tech de todas as densidades: líquidas, espessas, oleosas, pegajosas, betuminosas.

Injeções que adormecem, injeções que acordam.
Injeções certas dadas à pessoa errada, injeções erradas à pessoa certa.
Injeções esquecidas na cozinha. De quem é essa?
Injeções saltitantes, a marteladas, trementes, a facadas.

Iena, preste atenção: ou você toma as gotas ou precisamos te dar uma injeção.
Iena, precisamos te dar uma injeção.
Iena, você vai tomar a injeção ou não?

20.
Ferdinando, você ainda ficou um pouco selvagem,
então, quando veste o jaleco branco, precisa se esforçar
para ser gentil com os pacientes, mas parece que você gostaria
de estrangulá-los assim que te ameaçam ou são
desrespeitosos.
Você luta contra a tua natureza e nenhum paciente ou parente jamais veio reclamar,
você só precisa, várias vezes ao dia, se retirar para a cozinha
e xingar o teto:
Filhos da puta, tudo filho da puta, monte de merda, parasitas,
se eu tivesse feito a mesma coisa, mais do que trabalhar que nem um cavalo, seria
necessário ter câmaras de gás.
Isso é suficiente para você.
Um último «filhos da puta», daí você recoloca um sorriso no rosto
e pode voltar ao trabalho
para exercitar a paciência e ganhar teu salário.

Ontem um médico residente em interconsulta começou a protestar:
Mas aquele cara é um nazista. Vocês deveriam demiti-lo! Por que

não o demitem?
Enrico, você não sabe, mas ele é um dos melhores enfermeiros.

21.
Verderame, chamado assim por causa da cor da pele,
mas poderiam te chamar de meia-lua
porque você é magro e cheio de crateras,
ou Nosferatu por tuas unhas longas e pretas,
ou faca pelo teu nariz afiado,
ou dedos amarelos pelo cigarro sempre aceso
preso no canto desdenhoso da boca.
Você finge ser paralisado e anda em uma cadeira de rodas
empurrada por um guarda-costas que dizem estar armado.
Você odeia mulheres, talvez algumas tenham te rejeitado quando jovem,
e agora que tem a melhor heroína da cidade e elas fazem fila
para satisfazer tuas vontades, você pode desfrutar da vingança.
Por que você pelo menos não se lava um pouco?
Quanto mais causa repugnância, mais elas se humilham e mais você goza.

22.
Quando internamos Carmelo, precisamos revistá-lo.
Assisti a essa operação, realizada por um enfermeiro
não muito esperto:
o enfermeiro o faz se despir e verifica suas roupas;
mas ele, nu, segura um saquinho na mão
e até me dá uma piscadinha,
eu aponto ao enfermeiro, com os olhos, a mão no alto.
Abra a mão!, ele diz, e o paciente passa o saquinho para a outra mão:
ele é tão sacana a ponto de ter duas mãos.
Abra as duas mãos!, mas ele tosse e leva uma das mãos à boca.
Abra a boca!, ele abre, mas ajeita o cabelo e coloca
o saquinho na cabeça, segurando-o com a testa franzida
para cima. E me dá uma piscadinha de novo.

Relaxe a testa!, ordena o enfermeiro.
Ele deixa o saquinho cair para trás, no chão, e coloca o pé em cima.

Encerramos por aqui, eu digo: daqui a meia hora preciso bater o ponto.

23.
Rufo, na Ala 77 nós vemos a foto do teu casamento
sobre a escrivaninha, tocamos nas tuas canetas,
mexemos no teu guarda-chuva, acariciamos a tua poltrona,
mas você, onde está?
No trabalho, sentimos você, mencionamos você, lembramos de você,
evocamos você, desejamos você, chamamos você, invocamos você,
suplicamos por você, imploramos por você,
mas não vemos você.

Agora, atenção, Giulia, vamos repetir a lição.
Um paciente jurou ter visto Rufo hoje aos pés da sua
cama: isso se chama alucinação.
A paciente que ama ele jura que o viu levitar na cozinha:
isso se chama visão.
Um paciente com Alzheimer jura que conversou com ele há pouco:
isso se chama confabulação.
Uma paciente particular telefonou esperando encontrá-lo aqui:
isso se chama ilusão.
Giorgio, o esquizofrênico, diz que ele está no andar de cima e
fica espiando a gente: isso se chama delírio.
Eu mesmo tive a impressão de tê-lo visto há pouco no
corredor: isso se chama *déjà-vu*.
Rufo, a tua ausência paira e torna maior a tua figura.
Aqui se vive como em Ítaca, esperando por Ulisses.

24.
Tito, você me pede para te substituir em um plantão:
Faça isso por mim, sou teu amigo.
Se eu te peço para me substituir em um plantão, você me diz:

Não peça isso para mim, sou teu amigo.
Tito, eu pago a tua amizade duas vezes, você nenhuma.

25.
Marcello, quando chega um paciente que fala de si mesmo por meio de siglas:
Eu tenho um TOC e um TAG tratado no CAPS com ADT e BDZ,
não há nada a fazer.⁶

26.
Por que gosto de viver de frente para o mar?
Longe do mar, há encheção de saco
trezentos e sessenta graus ao seu redor.
Diante do mar, só cento e oitenta. O resto é água.

27.
A overdose é um trem noturno que passa veloz.
Carmelo, quando você passou,
não te vi na janelinha.
Simplesmente, no dia seguinte você não estava lá.
De você me lembro do olhar rápido,
o cigarro profundamente tragado,
os sapatos bicudos.
Não me lembro de nenhuma palavra, um pensamento, um afeto:
nada do que você me disse era verdade.
No final, ninguém te acompanhou até a estação, ninguém
te ajudou a carregar as malas.
Tudo permaneceu parado, enquanto o trem entrava no túnel.

---

6   TOC: Transtorno Obsessivo-Compulsivo; TAG: Transtorno de Ansiedade Generalizada; CAPS: Centro de Atenção Psicossocial; ADT: Antidepressivo Tricíclico; e BDZ: Benzodiazepínico. [N.T.]

28.
Como será a onda que chega?
Mais alta, mais impetuosa do que a anterior?
E você aposta, espera, observa.
Todas iguais, todas diferentes.
Esse jogo pode continuar infinitamente,
o grande metrônomo nunca se cansa.
Mas para mim basta, para ir embora, ter esquecido
por que cheguei.


29.
Meu primo está um pouco ansioso, o que ele pode tomar?
Meu primo toma Lorax, tudo bem?
Meu primo não dorme à noite, o que é que ele pode fazer?
Riccardo, não posso tratar você por meio de terceiros.
Ao teu primo, por anos e anos, demos esposa, filhos,
trabalho, dívidas, doenças
e até uma amante, para justificar as ansiedades dele,
mas esse primo não existe.
Estou cansado de tratar primos de cirurgiões.


30.
Lino, magro como um caniço, tatuado tipo um afresco,
Te sobraram poucos dentes, mas a esperteza ainda brilha
no fundo dos olhos.
Você aprendeu a ficar contente,
passa leve como um fantasma, observa e se cala:
mas no passado você foi um grande viciado,
senhor dos becos, rei da heroína,
agitador de presídio e da Psiquiatria.
Você sobreviveu às drogas, às surras e até mesmo à loucura.
Escapou da matança da Aids:
salvo mil vezes pelos infectologistas
— soldados que passaram anos na trincheira —
nenhum deles recuou e venceram no final.

Lino, agora que você passa o tempo acariciando os gatos
e o teu olhar é quase sábio,
agora que o vulcão está apagado, me diga:
que sentido teve tudo isso? O que você aprendeu?
O que você tem a dizer sobre o mundo,
você que viveu tão intensamente
e caminha tão leve sobre a terra.

31.
Acabei de amarrar um bêbado agressivo de cem
quilos, quando o médico do Pronto-Socorro se inclina:
Há outra paciente para ver,
e aponta com a cabeça para o quarto ao lado.
Eu cometo um erro aqui: em vez de me recompor,
ainda suado, com falta de ar e olhos vermelhos, eu entro.
Você, que acabou de ouvir os gritos, os xingamentos,
as camas sendo arrastadas e os socos nas paredes,
me olha apavorada e se encolhe no fundo do quarto.

Nosso primeiro encontro, Ines.
Mas esta é a coisa bonita do nosso trabalho:
vai-se da tourada
até o estender da mão para que uma borboleta em voo pouse nela,
leve.

32.
A Ala 77 é uma ala fechada.
Quando um novo médico chega, eles jogam um molho de
chaves na cara dele e dizem: esse é o poder.
Até eu, quando recebi as chaves, jurei
respeitar as regras:
quando abrir uma porta, devo me lembrar de fechá-la
atrás de mim, sempre,
não devo deixar as chaves dando sopa em mesas e escrivaninhas,
não devo deixar as chaves na porta,
erro fatal,

não devo perder as chaves, desonra e zombarias,
não devo esquecer as chaves em casa,
não devo emprestar as chaves a ninguém.

Eu sou distraído e sempre erro, assim, duas ou três vezes por
dia, os pacientes me devolvem as chaves que esqueci
sabe-se lá onde:
Pegue-as de volta, doutor, eles me dizem em voz baixa,
para não serem notados pelos meus colegas, que me repreenderiam.

33.
Qualquer tensão que se sinta durante o trabalho,
basta sentir o pequeno peso das chaves para se tranquilizar.
Passa-se o tempo acariciando o bolso onde elas
repousam. Se não sentirmos esse peso, ficamos preocupados,
não porque nos sentimos enjaulados, mas porque os colegas te
fazem esperar dez minutos para abrir qualquer porta.

Pego as chaves, abro a porta. Passo, fecho-a atrás de mim: esqueci
alguma coisa.
Pego as chaves de novo, abro outra vez a porta. Passo, fecho-a atrás
de mim: pego o que esqueci.
Pego as chaves de novo, abro outra vez a porta. Passo, fecho-a atrás
de mim: o telefone toca na sala.
Pego as chaves de novo... esse é o meu dia.
Eu sonho com uma Ala 77 sem chaves, ou pelo menos com portas
automáticas.
Enquanto espero por isso, os pacientes me dizem: abençoado você
por ter as chaves.
Sim, tenho as chaves, mas estou sempre aqui.

34.
Teu pai veio ao Pronto-Socorro bêbado, Lucrezia,
ele gritou comigo, que é culpa minha que você se matou
e jurou, cerrando os punhos,
que, mais cedo ou mais tarde, me fará pagar por isso.

Tua mãe veio chorosa até a ala,
ela me agradeceu por tudo aquilo que fiz por você,
ela estava quase me acariciando,
ela disse que nunca poderá me recompensar o suficiente.
Depois ela abriu uma caixa de lata e me mostrou um soldadinho
de chumbo montado em um cavalo, um velho relógio meu, um par
de óculos que eu nunca procurei tanto, e um monte de
chaves da ala: quinze chaves.
Ela me disse: estavam no armário de Lucrezia.
«Doutor, são suas?»

Nunca as vi, senhora. São coisas de Lucrezia.

35.
As chaves servem para trancar a loucura na Ala 77 quando
voltamos para casa.

36.
Agora você não está mais aqui para me telefonar, Lucrezia,
mas eu acordo do mesmo jeito.
Teu pai tem razão.
Por que há dois meses tirei o teu lítio?
Ninguém sabe.
Fazia seis meses que você pedia, mas por que fiz isso?
Ninguém sabe. Mas eu e você, sim.

37.
Da última vez que te vi na ala,
você já sabia o que faria?
Você passou de propósito para nos cumprimentar?
E eu te cumprimentei quando você foi embora? Não me lembro.
Pelo menos te cumprimentei.

Sim, te cumprimentei: levantei uma das mãos.
Mas por que naquele momento tive a sensação leve
de que poderia ser a última vez?

Mas foi assim?
Mas, se foi assim,
por que não corri atrás de você, parei, falei?

Se eu acordar outra vez, não respondo por mim.

# Sexto capítulo
# Se você não fosse você, se eu não fosse eu

1.
Quem é você que levanta a poeira do meu tapetinho
pela primeira vez
e entra com passo cauteloso na sala das glicínias?
Quem é você que folheia com os olhos os meus livros?
Quem é você que se senta com um suspiro na minha poltrona
e agora levanta os cílios até o meu rosto?
Sei apenas que teu nome é Chiara.

2.
Na soleira os meus olhos, sem que eu quisesse, te
perguntaram: quem é você?
Os teus, sem que você quisesse, indicaram a chuva
no vidro da janela.
Então nos apresentamos com uma ou outra palavra de
circunstância.
Não precisava.
Já éramos cúmplices, eu e a tua tristeza.

3.
Chiara, você é como uma plantinha no vaso.
Você está separada, vive com dois filhos pequenos:
se nenhum homem te rega com um pouco de atenção,
você fica seca, com a cabeça baixa e as folhas murchas
— mesmo que você tente bater tuas asas —
mas se há nuvens, te bastam algumas gotas,
um elogio de passagem,
enquanto os guarda-chuvas se abrem ao vento,

e você levanta a cabecinha
abre as pétalas
deixa as folhas respirarem
e vem até mim com os olhos límpidos,
ansiosa para saber
se o mundo ainda é belo.

4.
Você veio até mim porque não quer que a tristeza te distraia,
precisa cuidar de dois filhos,
não quer que eles te vejam mal.
Eu acredito nisso e te digo: você consegue.
Só requer um pouco mais de esforço.

5.
O dia passa de um afazer a outro
para as mulheres que chegam ofegantes na sala das glicínias.

Toca a sirene da fábrica,
Toca o sino do convento,
Toca a campainha do presídio.

Também eu muitos anos atrás abandonei o limiar da liberdade.
Mas ultimamente o ar está mais leve,
alguns cães latem,
há movimento ao redor e à noite o pôr do sol é sereno,
a luz persiste um pouco:
talvez seja cedo, talvez eu esteja enganado,
mas sinto que a sentença está prestes a acabar.
A qualquer momento, espero ouvir o ranger da
fechadura girando.

6.
É dia e estou trabalhando no hospital.
É noite e estou trabalhando no hospital.
Chove e eu estou no hospital.

Neva e eu estou no hospital.
Há sol e eu estou no hospital.
Lá fora não há ninguém, estão todos na praia
e eu estou no hospital.
Lá fora há uma estranha atmosfera de expectativa e
eu estou no hospital.
Lá fora há o G8 e eu estou no hospital.
Lá fora estão atirando e eu estou no hospital.
A cidade está pegando fogo e eu estou no hospital.
Explode uma bomba atômica no porto e eu estou no hospital.
Os alienígenas estão descendo em Carignano com cordas
compridas
e eu estou no hospital.
Lá fora, os Cavaleiros do Apocalipse galopam com espadas
afiadas rente ao chão e eu estou no hospital.
Lá fora acabou o dia do Juízo Final, Deus está de saída,
apagam-se as últimas luzes do Universo,
e eu estou no hospital.

7.
Sou sempre eu, apenas cortei a barba esta manhã!
Não substituí o Milone durante a noite, não o matei e
depois o comi.
Filippo, sou eu.

Para minha barba crescer de novo vão vinte dias,
como faço para trabalhar agora?

8.
E enquanto estou aqui subindo e descendo essas escadas do
hospital,
como expiação por uma culpa imperscrutável,
ouço sirenes soando:
do porto estão partindo os navios para a América do Sul,
do porto estão partindo os navios para a África.

9.
Você me diz que para você a felicidade é estreita,
Mil quartos tem a tristeza,
estéril a felicidade, fértil a tristeza,
grosseira a felicidade, nobre a tristeza,
triste a felicidade, reconfortante a tristeza,
Insensata a felicidade, sábia a tristeza,
Fugaz a felicidade, fiel a tristeza.
Você para e me olha: tem medo de que eu não te entenda.
Chiara, eu poderia multiplicar tua lista por mil.

10.
Jorra entre as pedras do desfiladeiro precipitando-se das colinas,
deságua no Corso Firenze e desce como rio
na esplanada Castelletto, ali se acalma em lago, por pouco tempo.
É sugada pela descida íngreme até a Meridiana,
turbulenta, arrastando tudo em seu caminho,
borbulha no centro histórico,
salta sobre os degraus de mármore da pracinha,
gira sobre si mesma em redemoinho, indecisa,
e depois se precipita veloz na Via Quattro Canti,
entre as portas *rollup* fechadas e os cães de olhar perdido,
e ela se junta a água que desce de outros desfiladeiros e riachos
e a água que jorra dos bueiros,
e a água que corre dos canos e das calhas,
percorre irrefreável a Via Posta Vecchia, passa pela Loggia di Banchi,
reflete a igreja de São Pedro
e finalmente desemboca na vastidão da Piazza Caricamento,
onde se expande e se espalha, lenta como o destino, até a
beira do pátio de pedra e, em suave cascata,
cai na imensa bacia portuária,
onde se aquieta, se dissolve
e se mistura com as águas de milhões de anos atrás.

O mar recolhe todas as lágrimas do mundo.

11.
Filippo, você está convicto de que o mundo está para acabar.
Você arrumou tudo e me olha com um olhar triste
que diz: sinto muito que vamos morrer.

Filippo, estou aqui pensando no meu estômago e no frio
que estou sentindo nos pés.
Estamos cheios de pensamentos preocupantes.

12.
Ao conhecer alguém, surgem obrigações.
Melhor não conhecer ninguém.

13.
Andrea, você está nu e imóvel, sem defesa,
escravo do trabalho, escravo dos outros,
para trazer à família dinheiro para comer.
Onde foi parar o teu amor-próprio?
e o pudor, a ternura e o choro?
Repousam em lagos subterrâneos, cujo caminho ninguém conhece,
nos quais às vezes, assegurando-se de estar sozinho,
você desce lentamente à noite para se banhar
com movimentos lentos e silenciosos.

Não vou tentar conhecer teus caminhos secretos,
não vou tentar ver como renasce a relação consigo mesmo,
mas como eu gostaria de conhecer a fonte do sagrado
de onde jorra a água que, espalhando-se,
torna sagrado a floresta e a montanha
e o céu, e cada um de nós.

14.
Você sabe cruzar as pernas com a naturalidade do vento
que bagunça os cabelos.
Não vou dizer nada sobre o teu sorriso,
teus olhos escuros,

ou como, às vezes,
você curva levemente as costas até o infinito.
Olhar e não tocar, Chiara. Eu sei bem.
Mas então por que no final da sessão
meus cabelos estão bagunçados,
como se a tua mão tivesse passado na minha cabeça.

15.
Você se senta e teu corpo se senta com você,
e fica assentado no meio da sala,
numa espera impaciente para que a gente acabe com as palavras.
Sem que você perceba, você mantém o teu corpo o mais longe
possível de mim: para que não me distraia.
Também eu sinto o meu corpo. Ele se agita.
Continuamos a conversar indiferentes, como se o teu corpo e
o meu não existissem.

Mas teu corpo é uma égua branca no meio da sala,
e o meu é um cavalo negro.
*Noli me tangere*. Mas os cavalos não sabem latim.

16.
Atravesso lentamente o portão com a Vespa e sigo
para o grande parque arborizado, estou no bairro mais bonito da
cidade, a um passo do mar.
Na minha frente: pavilhões, jardins internos, passagens aéreas.
Entro para pegar as chaves do carro de serviço: pisos
de mármore, salas infinitas, tetos altíssimos, vitrais, luz.
Todas as vezes que caminho por esses campos, toco essas
paredes, penso: gostaria de viver aqui.
Depois eu me controlo: é o antigo manicômio de Quarto[7]!

Aqui está ele, o velho Panda branco. No banco, restos de chiclete,

---

[7] Quarto dei Mille é um bairro de Gênova. [N.T.]

entro, coloco a chave segurando a respiração: ele liga na primeira tentativa. É apertado, desconfortável, o volante gasto, a embreagem dura, mas ele anda. Estou indo te pegar, Filippo.
A jornada começa, eu e Vittorio te acompanhamos até a Comunidade.

17.
Filippo, você precisa de limites mais do que de oxigênio, porque a identidade é um limite.
E assim, sendo eu um anarquista por natureza, sou forçado a construir muros. Primeiro dentro de você, como quartos em uma casa. E depois entre você e fora de você.
E que sejam muros grossos, belos e altos.
A liberdade para derrubar os muros, procuramos depois.

18.
Vamos voltar e pegá-lo de volta? eu digo.
Eu também estava pensando nisso, admite Vittorio.
Deixamos Filippo em uma Comunidade nas montanhas, perdida entre pinheiros e castanheiras.
Nós saímos com o Panda há cinco minutos, e já estamos arrependidos.
Eu num lugar assim enlouqueceria em quatro dias.
Eu em dois.
O que vamos fazer?
Esperamos que Filippo fique bravo e quebre tudo, assim nós o internamos na Ala 77. Depois o escondemos.

19.
Existem indicadores de medo da morte? Certamente. O mais simples é a quilometragem média diária.
Calculamos dividindo os quilômetros que percorremos em um ano, incluindo carros, trens e aviões, por 365.
A minha é de 80 quilômetros por dia.
Rufo, com todos os congressos que frequenta, ultrapassa os 500 quilômetros por dia.

Como se sabe, a morte começa a andar atrás de nós desde
o nascimento e nos persegue por toda a vida,
até que um dia nos alcança e toca nosso ombro. De leve.

Agora, se alguém coloca muitos quilômetros por dia entre si e a
morte, isso quer dizer que sente um baita cagaço.
Mas a perseguidora é uma metódica e incansável
caminhante.
Sempre encurta a distância.

20.
Quando minha mãe demorava a voltar para casa, meu pai
resmungava: com certeza Maria encontrou um funeral.
Ela era assim: não resistia a funerais.
Alguma coisa da minha mãe eu devo ter pegado.
Quando cruzo com um funeral, sinto os músculos das pernas
me levarem naquela direção, sinto lágrimas subirem aos meus olhos
e palavras de conforto em meus lábios,
e devo me forçar a seguir caminho.

21.
Dá para ver que você ainda não se tocou.
Você ainda não se tocou de que vive,
em um lugar limitado que se chama Terra,
por um tempo limitado que se chama vida,
dentro de um limite que se chama corpo,
com um patrimônio limitado que se chama eu.
Mas dá para te acordar com um estalar de dedos.

No fim das contas, Filippo, que importância isso tem?
Ninguém nunca se toca.

22.
Filippo, você que conseguiu passar,
e agora está todo arranhado, sujo, suado, me diga como é do outro
lado.

Do lado onde não existe razão.
Eu cuido de grandes mapas da fronteira.
Por quais caminhos escondidos, por quais veredas, desfiladeiros,
penhascos,
você conseguiu passar?
Me diga como é do outro lado.

23.
Anna, no café da manhã você abre a geladeira e grita: não tem leite!
Eu então vou ao hospital e não consigo entender as pessoas
que querem se matar,
tanto estou perturbado com sua raiva por eu não ter passado
para comprar leite.

24.
Gloria, hoje na sessão você está envergonhada, insinua, sugere, me
dá a entender que você sente amor por mim.
Situação delicada: quando se fala de certas coisas, só se
faz confusão.
Não posso rejeitar teu afeto para não te humilhar,
não posso apreciá-lo para não te iludir,
não posso ignorá-lo para não te desprezar.
Estou bloqueado.
Você é a primeira a desdramatizar, dizendo:
É inevitável, acontece: é a transferência positiva.

A cultura! Dar nomes às coisas mata essas coisas. Que assim seja.
Resta uma estranha tristeza no ar.
E muitas das minhas preocupações.

25.
Passaram-se três anos e eu ainda sinto a tua falta,
Lucrezia.
Toda vez que estou em apuros,
e mil ásperas razões me puxam em direções opostas,
eu procuro em vão ao redor pelos teus olhos claros.

26.
Anna, um mosquito te pica debaixo das cobertas,
você faz tanto estardalhaço que acorda o cachorro dos vizinhos,
que acorda os cachorros do quarteirão inteiro.
O poder de um mosquito: acordou um bairro.

27.
Chiara, você se sente sozinha.
É agosto, o vale está repleto de amor.
Não adianta nada fechar os olhos, cobrir o nariz,
tapar os ouvidos. Deslumbrante é o verão.
Você não sabe para onde ir.
A vontade de viver do mundo te mata.

28.
Os deprimidos usam o indicativo passado:
eu errei, eu não consegui...
ou o presente, mas com uma forte conexão com o passado:
eu sou culpado, eu falhei.
Os eufóricos usam o imperativo: venha, faça, compre
e usam o futuro: vamos celebrar, conquistar,
nos ver.

Os esquizofrênicos erram tudo: dizem eu sou em vez de
eu era, eu serei, eu seria, se eu fosse.
Os temperamentais, sempre no imperativo: escreva, me dê, me escute,
obedeça.
Os neuróticos são pessoas adoráveis que usam o condicional:
eu poderia, seria tão gentil...
ou o subjuntivo: se fosse possível, se eu tivesse certeza de que
não estou incomodando o senhor...
Giulia, preste atenção às pessoas no subjuntivo passado:
se eu tivesse sido, se eu tivesse tido. São as piores.

29.
A cada decepção da vida, você busca refúgio no teu jardim secreto,
construído ao longo de anos de sofrimento e atenção.
Feia é a vida, mil rosas tem o teu jardim: há um pomar
plantado no ano em que o teu marido te deixou,
há um canteiro de ervas aromáticas cultivado na primavera em que
você perdeu o emprego
e há um limoeiro plantado fora da estação
quando a tua irmã partiu, mas que cresceu bem mesmo assim.

Do teu jardim secreto você nunca falou uma palavra para ninguém.
Nem para mim. Mas é para lá que você vai quando não me ouve.
Tenho certeza: sinto o perfume.
Como eu gostaria de entrar para ver, Chiara. E de fato me
aproximo, mas você me mantém do lado de fora do portão, atira
pedras em mim.

30.
Dentro de você, há um céu onde correm nuvens mesmo que lá
fora faça sol.
Lembro-me de que chovia assim no rosto da minha mãe: chovia,
chovia e a água subia até a porta.
Mas papai, com base em seus barômetros, se limitava a dizer: não
chove.

Agora não tenho mais medo do dilúvio universal e estou tranquilo
aqui sentado, enquanto dentro de você chove a cântaros há dias.
Hoje está caindo granizo.
Você perdeu as meias-estações, Chiara: ou fogo ou gelo.

31.
Vou visitar Filippo na Comunidade terapêutica depois
de três meses de internação.
Dessa vez pego a rodovia, depois me perco entre as
florestas e continuo indo e voltando de uma
montanha a outra.

Filippo está contente em me ver, parece mais forte, tem as
bochechas vermelhas e calos nas mãos.

Eu olho para ele e observo ao redor. E me pergunto:
do que Filippo está sendo reabilitado aqui? O que ele pode
aprender?
Ele pode aprender a distinguir uma borboleta rabo-de-andorinha de
uma almirante branca.
A distinguir os hábitos das formigas pretas dos hábitos
das formigas vermelhas.
A distinguir o vento norte do vento sul.
A distinguir Sirius de Aldebaran.

E no longo inverno?
Ele pode aprender a distinguir os sete tipos de neve.
Pode estudar as pegadas do javali, da lebre e da raposa.
Pode aprender a fazer raspadinhas de gelo com limão.

Tudo esplêndido, e útil na vida se depois ele se tornar um caçador
no Montana, mas certamente corre o risco de desaprender outras
coisas.
Como entrar em uma padaria para comprar pão.
Como usar o elevador.
Como cumprimentar alguém na rua.

Filippo, quando for liberado e voltar à cidade,
na primeira vez que atravessar a rua,
corre o risco de ser atropelado.

32.
A Psiquiatria é oitenta por cento uma posição ética.
Os outros vinte por cento são um trabalho medíocre.

33.
Eu te acompanho e abro a porta
para você sair.

Você já tem um pé na soleira,
quando se vira para me cumprimentar.

Eu colho até o último perfume teu
porque o inverno está chegando.

Você sai.

34.
Se você não fosse um caso grave...
se você não fosse uma bipolar...
se eu não fosse o teu médico...
se eu tivesse te conhecido numa loja, na rua, na praia,
em outro mundo...
talvez...

Chiara, se você não fosse você e eu não fosse eu.

35.
Minha esposa percebeu antes de mim.
Paolo, por que toda quarta-feira você troca os sapatos, as calças
e fica bonito?

36.
Depois de tantas consultas na sala das glicínias,
você é internada na Ala 77 para ajuste das medicações,
você está com uma febre alta.
Agora eu deveria te dizer: dispa-se, preciso te examinar.
Eu me escondo na cozinha como um ladrão e espero um colega
passar
para dizer a ele: examine você.

37.
Você veio secretamente me procurar,
quis ver onde eu morava,
como é o caminho que eu faço todos os dias,

o que meus olhos veem pela janela.
E, acima de tudo, se as flores do meu jardim estão bem cuidadas.
Você tinha preparado uma boa desculpa, no caso de me encontrar.

Talvez você esperasse me encontrar: queria que eu entendesse, sem precisar dizer.
Talvez você temesse me encontrar: não estava segura quanto à cor das
tuas bochechas.
Talvez você temesse ainda mais não me encontrar, ficaria desapontada.

Talvez você nem tenha vindo.

38.
Eis então os passos de Chiara: ela está subindo as escadas,
eu me olho no espelho, arrumo meus cabelos,
esfrego a ponta dos sapatos nas calças.
Eu nunca faço isso.

39.
Na primeira vez que isso acontece, você fica surpreso:
Eu me apaixonei por uma paciente?
Eu penso nela, gosto dela, eu a desejo...

Se estou apaixonado, é um grande problema: eu quero tê-la
mais do que tratá-la. Mas o que importa: se nos amamos, o amor curará
todas as suas feridas. Mas será que é assim mesmo? Deveria abandoná-la
como médico e reconquistá-la como homem, mas se eu a
deixo como paciente, depois ainda estaremos apaixonados um pelo
outro? Talvez nos olhemos e perguntemos: mas você, quem é?

Veja só: não apenas estou apaixonado e a desejo, mas também estou
ficando bobo.

40.
Mas ela percebe meu constrangimento?
Claro.
Ela é uma máquina de guerra que entende tudo de duas maneiras:
uma porque está mal, a outra porque é mulher.
Ela se senta na minha frente e balança um glúteo na poltrona,
mexe uma bochecha, levanta as sobrancelhas: ela se mexe demais!
Meu coração e minha respiração aceleram.
Por que ela finge que não está acontecendo nada?

41.
Bem-aventurados os psicanalistas que ficam escondidos nos
bastidores.
Podem ficar vermelhos, chorar, bocejar,
e se quiserem, até dormir.
Nós lutamos em plena luz.
Se eu renascer, vou ser psicanalista.

42.
Acompanhei você até a saída e abri a porta do
consultório.
Você parou na soleira em frente ao mundo aberto.
Luz demais inundou teus olhos.
Barulho demais invadiu teus ouvidos.
Calor demais cobriu tua pele.
Você veio um pouco para trás, em direção à sombra e ao silêncio.
Você abriu um sorriso para mim. *Não pode ser. Não pode ser.*
Você foi para a frente de novo.
Saiu.

43.
Se eu te trato com grosseria, você chora:
é isso o que sempre tive da vida.
Se eu te trato com gentileza, você chora:
é isso o que nunca tive na vida.
Tina, você chora pelos dois lados.

44.
Eu trato o máximo de pacientes que consigo,
para não me apegar demais a ninguém.

45.
Acorde!
Mas você não mexe um músculo.

Não me acorde até que a neve caia.
Não me acorde até que o frio congele as árvores.
Não me acorde até que o lobo siga o odor do cordeiro.
Não me acorde até que a ave predadora trace círculos no céu.
Não me acorde até que a justiça seja tão difícil a ponto de se desistir dela.
Não me acorde até que a verdade se manifeste.

Coloco a mão no teu ombro e repito: acorde.
Você não mexe um músculo.
O teu tempo ainda está por vir.

46.
Marcello, quando te chamam no Pronto-Socorro,
fique perto do quarto do paciente
e escute.

Silêncio absoluto: é um depressivo.
Os depressivos não fazem nenhum barulho com os pés e as mãos, seguram a respiração, raramente choram baixinho.
Poderia ser um neurótico, mas é questão de tempo:
mais cedo ou mais tarde o neurótico deixa escapar algum barulho.
Barulhos contínuos, os mais variados, passos, portas e janelas sendo batidas, abertas e daí fechadas, cadeiras sendo movidas e depois recolocadas: é um eufórico.
Os eufóricos sempre manuseiam o mundo, para melhorá-lo, mas o violentam.
Ainda pode ser um intoxicado por cocaína ou
outros estimulantes.

Soluços e choro copioso, arrastar de cadeiras, lamentos:
não é um depressivo, é um histérico.
Respiração ofegante e acelerada: crise de ansiedade
— pardon: ataque de pânico.

Descobrir os esquizofrênicos é mais difícil, mas às vezes basta
um estalido repetido ritmicamente,
um murmúrio estranho, uma raspagem exagerada na garganta,
um peido sonoro, uma lamúria obsessiva.

Existem também ruídos tristes:
um burburinho contínuo e incompreensível com alguns gritos
pode ser o cartão de visita de um paciente demenciado ou
com deficiência mental.

47.
Bianca, há meses você está rodeando uma nuvem negra, insinua algo,
para, volta atrás, olha para mim,
você gostaria que eu entendesse sozinho, mas eu não entendo.
Hoje eu entendi: uma vez por semana, à tarde, você vai
até um homem e o deixa bater em você até ele gozar.
Às vezes, demora um pouco.

Quando falamos sobre isso, se eu levanto a voz ou erro uma palavra
você começa a chorar,
eu tento ser o mais delicado possível,
mas sempre erro ou o tom, ou o olhar ou o suspiro
e você acaba chorando.
Eu, que nunca bateria em você, sempre te faço chorar.

48.
O mar é como o teu cão.
Se você se aproxima, ele te lambe e pula em cima de você.
Daí ele começa a brincar indo e voltando,
pula para cá e para lá.

Se você joga um pedaço de madeira, ele traz de volta.
Quando você se afasta, ele continua abanando o rabo
e chamando você com seus ganidos.
Tente se sentir sozinho, com um mar assim.

49.
Mais uma vez ela voltou, sem que você a tenha chamado,
chegou sem aviso, sem telefonar.
Mais uma vez ela entrou em casa com as botas sujas de lama.
Olhou em volta tomada de desprezo
e sentou-se na ponta da mesa com as pernas abertas,
bateu no tampo com os punhos e mandou você trazer
comida para ela.
Acho que o Porsche ficará estacionado por um tempo.
Tua segunda dona voltou, Emilio, a tristeza.

50.
Lucrezia, hoje no Pronto-Socorro encontrei uma
menina de vinte anos
que tinha o teu mesmo sorriso sarcástico.
Gritava e quebrava tudo,
enquanto eu, abençoado, desfrutava dela com os olhos.
Eu deixei escapar um: acalme-se, estrela! tão afetuoso que ela
parou para me examinar, como as enfermeiras em volta,
embasbacadas.
Todos imóveis por três segundos. Depois, a baderna recomeçou.
Era você.

Eu a internei e fiquei acompanhando,
mas quando estava prestes a preencher o prontuário, eu parei.
Pedi ao Tito para cuidar dela.

51.
Chiara, agora você me olha com serenidade e diz:
Doutor, me constrange dizer isso, mas entre nós...
houve um tempo em que eu pensava: ele gosta de mim? Sim, ele

gosta de mim.
Então, depois de um tempo: mas ele gosta de mim?
Havia momentos em que o senhor corava, daí eu pensava: veja só, ele gosta de mim.

Ainda bem que nunca falamos sobre isso, que não arruinamos tudo.
Nós criamos alguma coisa juntos.

52.
Agora sei tudo sobre você, Chiara.
Você me contou sobre a morte da tua mãe, a doença
do teu pai, sobre quando você foi tocada no cinema quando era criança e quando foi abusada, sei das traições do
teu marido, dos medos em relação aos teus filhos, sei das tensões com
o teu chefe e das tuas paixões secretas.
Sei tudo sobre você, Chiara.

Mas não sei que biscoitos você come de manhã e como escova os dentes, não sei como você ressoa à noite e como se mexe na cama, não sei como é o teu hálito matinal e como você esfrega os pés, não sei o que você diz quando faz amor e como morde a língua, não sei como você anda na chuva,
como acaricia gatos,
não sei que olhar você tem quando para em frente às vitrines.
Chiara, sobre você só sei coisas sem importância.

53.
Me acorde, antes de ir embora.
Não me faça acordar com o barulho da porta se fechando
atrás de você.
Com o som dos teus passos enquanto desce as escadas
e com o estrondo do portão se fechando na rua.

54.
Eu sei que nunca mais vou te ver.
Tenho também que te dizer que está tudo bem assim.

# Sétimo capítulo
# A Senhora

1.
Miriam, pessoa desconhecida, é a tua primeira internação.
Assim que você dá entrada na Ala 77, dá cinco passos,
abre uma porta por acaso,
um enfermeiro fala ao telefone, a janela está escancarada,
você se joga lá embaixo.
Tudo em dez segundos. Deu entrada e saída.
O enfermeiro ainda está de boca aberta.
Quem era você, Miriam?

2.
Por que ela fez isso?, tua mãe me pergunta.
Eu dou um sorriso que quer dizer tudo e nada.
Pelo menos agora ela não sofre mais, ela continua,
daí olha para mim com olhos apertados, investigativos:
Ela fez por isso, não é?
Eu dou um sorriso que quer dizer que sim e que não.
Nos separamos tristes.
Agora que estou sozinho, te pergunto eu, Lucrezia:
Por que você fez isso?

3.
Quando eu era jovem, um velho psiquiatra uma vez me
disse: pouquíssimos se suicidam por vontade própria.
Eu sorri para ele, mas dentro de mim eu pensava:
Imagine! Não acredito nisso.
Ele, que havia entendido, acrescentou: você vai perceber isso por si
mesmo.

4.
Você se jogou do quarto andar, Elia.
Devem ter sido os teus dezesseis anos, a sorte, a mão de Deus:
a morte passou batida.
Agora você me olha do leito da UTI, levantando os
olhões de quem teve dez fraturas,
e me pergunta, sinceramente surpreso: quem me empurrou?
Elia, não há dúvidas: você se empurrou.
Mas você nunca teve nenhum problema, estava se preparando
para ir à escola como todos os dias.
Quem me empurrou?, você pergunta de novo.
Agora levaremos alguns anos, Elia, eu e você,
para descobrir quem te empurrou.

5.
Quero que me chamem imediatamente para todos os suicidas que fracassaram
depois de terem se jogado.
O chefe de enfermagem do Pronto-Socorro me olha perplexo:
Você quer dizer os sobreviventes?
Sim.
Mesmo de noite?
Sim.
Mesmo nos feriados?
Sim.

Mesmo que eles não falem?
Sim. Quero vê-los assim que chegarem, mas lembre-se,
só aqueles do terceiro andar para cima.
E por que do terceiro andar para cima?
Para ter certeza de que eles tinham realmente a intenção de morrer.
E por quê?
Eu tenho dúvidas de que eles se jogam voluntariamente.
Mas o que você está dizendo! Não fique zoando comigo.
Então ele pensa um pouquinho.
Milone, se o senhor, contra a sua natureza, ficar quieto e calado

em um canto, não causar tumulto, não tocar em nada...
então talvez...
Negócio fechado.

6.
Ah, o outono daquele ano!
Bateu um vento em Gênova,
um vento que levantava as pessoas e as fazia cair uma a uma,
desta cidade em declive, cheia de escadas, muralhas,
janelas voltadas para o céu.
E a primavera continuou soprando esse vento e o outono seguinte
e o ano seguinte também.

Resta uma bota no parapeito,
uma ponta de cigarro no pé da grade,
um par de óculos na varanda.

7.
Comecei com a Senhora um jogo de esconde-esconde,
mas tenho que tomar cuidado: a morte é toda suscetível,
um estalar dos dedos e me faz assassino de mim mesmo.
O crime perfeito.

8.
Eu te conheço há anos, Ludovica, quando uma manhã te levam
para o Pronto-Socorro. Ela se jogou do quinto andar,
quer vir?, me dizem no telefone.
Eu corro: estou em volta de você com mais cinco pessoas, terminando
de cortar tuas roupas com tesouras. Tem o cirurgião, o reanimador e
quatro enfermeiros ocupados com fios e tubos.
Fazem uma parede, não consigo passar.
Milone, não encha, deixe a gente trabalhar. Volte amanhã se quiser
se meter a brincar.
Amanhã ela está medicada,
as páginas do livro se fecham,
eu quero falar com ela agora

e eu empurro até que a enfermeira mais jovem me abre um espaço.
Você quer ver o espetáculo, Milone?, diz o cirurgião: aqui está ele.
Eu mantenho os olhos abertos, mas gostaria de fechá-los.
É um milagre: ela está viva. Terá vinte fraturas, agora vejamos os órgãos internos.
Você é um saco inchado, negro, irreconhecível,
mas, incrível, está consciente e até me reconhece!
Doutor, o que aconteceu?, você respira com dificuldade.
Você se jogou do quinto andar, Ludovica.
Não, não é possível. Doutor, não acredite...
Há cinco testemunhas, explica um policial ao lado.

Eu me deixo cair para trás em uma cadeira.
Milone, diz o cirurgião, você não aguenta os suicidas fracassados?
Não, eu não aguento o que eles dizem.

9.
Não se tira a própria vida por causa de uma dor quantitativamente maior — o suicídio ocorre em um estado mental qualitativamente diferente.
Nenhuma fantasia ou experiência dos viventes pode ajudar
a entender.

10.
Lucrezia, você também teria dito: eu não queria morrer?
Talvez não tenha sido uma ação, mas sim uma desistência de resistir.
Da tua maneira, foi você quem decidiu.

11.
Pensar que o suicídio é um ato voluntário serve apenas para nos tranquilizar: se eu não quiser, não vou fazer.
Mas é assim?

12.
Por que me interesso tanto pelo suicídio?

Eu, depois de dez anos, percebi no escuro o enorme
morcego negro a suspirar.
E a pergunta: rapaz, você tem certeza de que quer seguir em frente?
Eu parei de me ocupar do suicídio.

13.
Digo isso em voz baixa, para que a Senhora não me ouça:
na verdade, em nossa profissão se trabalha sempre com o suicídio.

14.
Nos dicionários está escrito: o suicídio é um ato voluntário.
Os filósofos dizem: o suicídio é a expressão extrema da
liberdade do homem.
Eu sou um psiquiatra, não um filósofo:
todos esses voluntários nunca virão até mim.
Para muitos psiquiatras clínicos, o suicídio é a prova extrema
da falta de liberdade do homem.

15.
Um cara arrogante me pede internação ameaçando
suicídio, depois, diante da minha perplexidade, observa de forma
cortante
e amarga: o que o senhor sabe sobre a dor!
Você nunca vai se matar, eu digo. Você não tem peito para isso.
Mas como ousa! Saiba que, se eu me matar, você vai parar
no tribunal.
Por mim, está liberado.
Deixe-me falar com o chefe! Quero outro psiquiatra!

16.
Livia, você anda dizendo por aí que vai se matar em um ano
e marcou o dia, a hora e o modo.
Estou feliz: por um ano, estou tranquilo.

17.
Lisetta, você fica irritada se eu não digo as coisas do jeito que você

quer,
na hora que você quer,
com o tom de voz que você quer,
a intenção que você quer
e os pensamentos que você quer.
Lisetta, não é nada fácil.

18.
Em muitos casos, dizer que a pessoa se suicida por vontade própria
é adicionar à injúria o insulto.

19.
Eles chegam juntos no Pronto-Socorro como um raio em
uma noite sem nuvens.
Ela, Pinuccia, me pede para internar a filha anoréxica.
Sua filha, Giorgina, dois olhos em um amontoado de ossos,
recusa e ri na minha cara.
Ela, Pinuccia, insiste e me ameaça, como se fosse a primeira e
última chance de tratamento: Se o senhor não internar minha filha,
vou
denunciá-lo às autoridades.
Senhora Pinuccia, depois de quinze anos de espera vazia,
justo à meia-noite do meu plantão de Natal,
precisavam decidir tratar à força essa filha?

Giorgina grita: se você me internar eu me mato!
Em resposta, a mãe grita: se o senhor não internar, eu o denuncio!

Senhoras, acalmem-se: é noite de Natal.
A coisa mais simples é vocês voltarem para casa e continuarem
com o nhe-nhe-nhem de costume. Daí, se gostarem, podem voltar a
fazer essa cena à meia-noite de Ano-Novo.
Mas comprem ingressos com antecedência, porque há fila de
pessoas
que querem mudar, naquela noite, a vida delas.

20.
Se um véu é removido da questão do suicídio,
Eis que um outro aparece.
O suicídio tem mil truques, labirintos,
cada suicida fracassado é diferente.
Como uma miragem, quanto mais perto chegamos, mais longe
estamos.

21.
Marcello, sobre a morte é obsceno falar, em vez disso, o assassinato
é um tema agradável em sociedade. Relaxa, dá segurança.
Dá a ilusão de que somos nós que controlamos a morte.
Preso o assassino, não morremos mais.
Todos em casa estão tranquilos.

22.
E depois não é verdade que um assassino tem controle sobre a
morte.
Assassinos, assim como suicidas, não decidem nada.

23.
Quem está triste sai pouco de casa, e gasta menos do que quem está
alegre.
O ideal para a sociedade de consumo é que todos estejam alegres e
ninguém
esteja triste.
A tristeza é um estado mental subversivo.

24.
A sociedade de consumo não tem nada a dizer sobre a morte
pelo simples fato de que os mortos não consomem.

25.
Com Giorgio existe um acordo entre cavalheiros.
Quando sente o impulso de se matar, ele nos avisa e pede
para ser amarrado:

com ele não se brinca, é capaz de sair em disparada
e de cabeça baixa contra a parede.
Nós obedecemos.
Depois de meia hora, quando ele está melhor, pede para ser
desamarrado.
Nós obedecemos.
Ficamos tranquilos, o deixamos sozinho, não pensa mais em
suicídio.

Muitas pessoas morreram por culpa de meia hora. Algumas
por muito menos.
Isso se chama crise suicida. Ela passa e vai embora.

26.
Se quem se suicida não é culpado,
como pode ser culpado quem o ama?

27.
Livia, você se lembra?
Durante meses todas as manhãs você saía para sua caminhada
arrastando os pés.
Os cães e gatos na rua te reconheciam pelo jeito de andar, e os
lagartos nos muros,
e o porteiro na entrada com a vassoura na mão.
Você parava no túmulo que havia comprado à sombra do cipreste mais
alto, ficava ali indecisa se pulava na cova, como era o teu direito.
Você se obrigava a voltar só porque em casa te esperavam
as crianças. Ao voltar, você parava cem vezes para olhar para trás,
suspirando.
Lembra?

Você escolheu, num mês de provas, o vestido de morta,
aquele branco com renda,
você o estendeu na cadeira perto da cama
e arrumava as dobras dele todas as noites,
daí você passou para se despedir dos amigos, inclusive eu.

Lembra?
Assim que te vi entrar, te prescrevi o antidepressivo.

Livia, como pode agora dizer que não quer mais
porque engordou dois quilos!

28.
Você tem medo de que os medicamentos se apossem da tua mente
e por isso os rejeita.
Você está errada, Livia: é a depressão que se apossa da mente,
os medicamentos devolvem a chave ao dono.

29.
Adriano, você diz que a depressão leva ao suicídio, mas
que a vontade é importante:
é o homem que dá ou não sua permissão para partir.
Como o agricultor dá ou não seu consentimento para o rio,
quando o vê subir e inundar os campos, os animais, a
casa e a si mesmo.

Muitos suicidas são espectadores mudos.

30.
Muitas vezes se diz: em um momento de lucidez ele se matou.
Não seria melhor dizer: em um momento de lucidez ele se curou?
Estranha lucidez aquela que te mata.

31.
Um dos muitos truques do suicídio:
Algumas pessoas que se matam, vistas ou ouvidas uma hora antes,
não estavam de forma alguma deprimidas.
Acontece que uma depressão mesmo grave pode se instalar
em poucos minutos.
Você começa a fazer a barba assobiando e, quando enxágua a
lâmina, já está olhando em volta
pensando em como acabar com tudo.

A imprevisibilidade é assustadora: você nem consegue concebê-la.
É melhor pensar que somos nós que controlamos o suicídio.

32.
Lino, você está internado há dez dias, sendo observado de perto por
vários médicos e enfermeiros,
eu também estou aqui,
mas você parece tão tranquilo,
uma noite você pede para sair pelo corredor para passear,
sobe para os andares superiores, sai voando.
Entender se alguém está prestes a se suicidar é difícil,
mesmo para equipes de especialistas:
ninguém pode exigir isso de si mesmo.

Felizmente, acontece o contrário também:
acontece que no Pronto-Socorro ou no consultório,
falamos com um paciente
e, sem perceber, nós o salvamos do suicídio.
Ele mesmo nos dirá, anos depois, encontrando conosco na rua
e agradecerá
enquanto pensamos:
quem é esse? o que eu fiz por ele?

33.
Lorenzo, você me chamou hoje no Pronto-Socorro porque dois
pacientes estavam brigando e perturbando os enfermeiros.
Eu vim até aqui para ver, veja só, dois mal-educados.
Hoje mesmo, um senhor, que esperava pacientemente por três
horas na tua sala de espera, sem dizer nada, levantou-se e
se jogou da muralha em frente ao hospital.
Lorenzo, não me chame para pacientes que levantam a
voz, me chame para pacientes que ficam em silêncio.

34.
Após a reunião para decidir sobre os plantões e as férias, a tristeza
me dominou:

Rufo, não é porque você usou todos os truques,
não é porque você foi mentiroso.
É porque trabalhamos juntos por quinze anos,
e ainda vamos trabalhar,
e eu não entendo como você pode renunciar à minha estima,
confiança e amizade, para ganhar, com desonestidade,
duas tardes e duas noites de plantão.
E eu me pergunto: se você trata desse jeito a mim, que vê todos os
dias e sou seu colega, como trata os pacientes do Pronto-Socorro,
que encontra apenas uma vez na vida?

35.
Os pacientes testam minhas resistências,
mas quem me dá o golpe de misericórdia são os colegas.

36.
Franca, jovem médica do Pronto-Socorro,
você tem os olhos vivos e alertas de alguém que trabalha há pouco
tempo.
A sala de espera está cheia, as enfermeiras estão irritadas,
gritos, barulheira, empurra-empurra:
quanto tempo levará para que você também aprenda o cinismo?
Em Gênova dizem «ela bebeu a água do moinho», que significa:
ela entendeu como gira o mundo, como ele funciona.

Enquanto isso, hoje, esperando meu paciente,
eu me sentei perto de você,
à sombra dos teus olhos,
Para me refrescar um pouco.

37.
E os sobreviventes das cordas, armas, fármacos letais?
Para entendê-los é preciso falar com eles, mas como se faz isso?
Também para eles é necessário ter uma rede, e anos de paciência.
Ainda estão confusos, ou tão vazios que não conseguem distinguir
entre estar vivo e estar morto.

Eles não conseguem contar, mas por quê?
Eu sou tão estúpido que levei anos para entender isso:
é o trauma da queda que desperta, por algum
tempo, da psicose. A pessoa sai do estado de onirismo
e se maravilha, não se reconhece no suicídio.
Outra explicação: a precipitação é um ato súbito,
três segundos, às vezes basta como empurrão um estado psicótico
não muito profundo,
por isso é mais fácil sair dele.

Eu prefiro os que se jogam.
Eles olham ao redor do mundo com olhos de espanto e temerosos,
como se fosse a primeira vez: querem entender o que aconteceu.
Eles querem falar com você. Eles se ligam a você. E ao tratamento.

38.
Você anda atarefado pela rua, não pode ser incomodado:
você está ocupado com algo muito sério. O quê?
Segurar as calças com as duas mãos.

Você vai às lojas, compra comida, vira à direita, gira
à esquerda: com dois dedos você segura as calças, com os outros três
os pacotinhos. Um mestre.
Eu sei, Giulio: eles tiraram o cinto de você na primeira internação
no hospício para evitar o enforcamento, mas se passaram
trinta anos! E há vinte anos você mora sozinho na cidade! E gerencia
uma empresa!

Desculpe. O passado é passado.
Mais compostura nesta nova vida.

39.
Em relação à morte, talvez mais do que o medo,
o que há é a curiosidade de ver o que está do outro lado.
Vou enfrentar a morte com a coragem dos bisbilhoteiros.

40.
Quando ficou na minha frente, a Senhora parou
e sussurrou na minha cara:
você não tem mais trens para perder,
você não tem mais compromissos para esquecer,
você não tem mais roupas para vestir errado,
você não tem mais amores para desapontar,
você não tem mais situações embaraçosas para evitar,
você não tem mais lágrimas para engolir,

agora você é o que era no princípio, antes de nascer,
uma embalagem retornável.
E isso me pertence.
Eu vim buscá-lo de volta.

41.
Já duas mortes esta noite, e faltam três horas para amanhecer.
Paradas cardíacas em pacientes terminais.
Estou aqui na ala de Clínica Médica para uma consulta,
estou para sair e me viro para dar uma olhada. Não acabou.
Um gritinho. Duas enfermeiras se procuram no corredor:
outro! Aquela que gritou aponta para o quarto.
Entram. Alguns sussurros de compaixão e um comentário doce
em voz baixa. Depois saem arrastando as pantufas, pegam lençóis,
entram de novo. Um lamento.
(Talvez pelo corpo de cera, amarelado sob o neon?)
Sussurros, mesinhas sendo movidas, algo que cai e bate
no chão.
(Eles o estão limpando?)
Uma enfermeira atravessa o corredor com dois frascos
de soro vazios, entra em outro quarto. Silêncio. Ela reaparece,
reatravessa o corredor.
Batidas e farfalhos de lençol.
(O corpo vazio é uma concha obscena, elas o estão cobrindo?)
Outra vez passos, um gracejo, uma risadinha aguda.
Onde vamos colocá-lo? Junto com os outros?

Golpes surdos metálicos, passos apressados.
A maca com o corpo sai pela porta, empurrada por uma
enfermeira.
A outra segue com umas bolsas.
Percorrem o corredor até o final, uma porta se abre,
elas empurram a maca com as bolsas em cima, a porta volta a se
fechar.
As enfermeiras agora andam em minha direção murmurando:
elas falam sobre o que farão amanhã.
Entram na cozinha, um telefone tocando, elas atendem, o
borbulhar da máquina de café,
e mais nada.

42.
A hora do lobo é das duas às quatro da manhã.
Nessa hora existe uma estranha suspensão no ar,
é o momento em que morrem os pacientes no hospital.
É um tempo vazio, desabitado, não pertence aos humanos.
Os últimos notívagos já voltaram, e os primeiros
madrugadores ainda não acordaram.
Quem trabalha à noite desacelera, se aliena de si mesmo,
abre mão de vigiar a consciência. Uma pessoa frágil diria
que presenças estranhas se movem. Sussurros, chamados, rajadas
de vento.

Da minha parte, não preciso de tanta fineza:
quando caminho à noite pelos corredores do hospital,
cruzo com a Morte, que mostra o rosto.
A essa hora, ela não se move rente às paredes, faz seus rolês com
passos seguros.
Estamos espremidos em dois no elevador,
ela olha para a frente, eu para baixo, não falamos.
Ela sai primeiro
e se põe a cheirar todas as camas.
Médicos e enfermeiros a enxotam, ela se afasta por um
momento e logo volta.

A Morte não aparece de repente, não desce do alto
com a espada cintilante:
é um vira-lata que fica farejando nos teus pés,
se você não a afastar, ela te morde;
uma vez que ela te cheira, não te larga mais.

43.
Qual é o momento certo para morrer? Depois.

44.
Que bonito quando cada enfermeiro conta o modo
como gostaria de ver morrer, ou matar,
o paciente mais odioso do seu setor.
Baleado, enforcado, esfaqueado,
envenenado, sufocado,
queimado, esquartejado.
O clima se descontrai enquanto sai o cafezinho.
Empalado, eletrocutado, esmagado, precipitado, afogado,
cozido, devorado.
As xícaras são colocadas sobre a toalha, e o açúcar
é pego no compartimento secreto.

Estuprado, esfolado, explodido, apedrejado, degolado,
despedaçado, esmagado.
Bebido o café, as duas equipes de enfermagem se cumprimentam,
uma vai e a outra fica.

Cuspido.

45.
Giulia, os conceitos mais difíceis de entender na vida
são os de Eu e Tu.
Levei cinquenta anos para entender a diferença entre
Eu e Tu
e tive que pensar nisso por várias horas todos os dias.
Cada conversa que tive foi uma tentativa de diferenciar

Eu de Tu.
Ano após ano, alguma coisa eu consegui entender.

Talvez fosse melhor não entender:
agora sei com certeza que, quando morrer, morrerei Eu.
Uma bela satisfação.
Se eu não entendesse, talvez morresse Tu.

# Oitavo capítulo
# Amarrar as pessoas

1.
Vou ao Pronto-Socorro para ver um desconhecido.
Está deitado imóvel na maca, virado contra a parede.
Senhor, desculpe, sou médico, o que está acontecendo?
Ele rapidamente se vira e me enfia, duro,
um soco na cara.
Ele quebra meu rosto e meus óculos.

Você, Adriano, que cumprimenta os loucos pela janela, pode ficar tranquilo: é verdade, eles não são perigosos.
A dor ajuda a lembrar.

2.
Marcello, fazer um diagnóstico também é uma questão de distância.
Os eufóricos, sempre animados e vestidos de verão em pleno inverno, são reconhecidos a quarenta metros.
Os bêbados e os viciados, com seus movimentos desajeitados,
a trinta metros.
Os esquizofrênicos, com movimentos afetados e roupas estranhas,
a vinte metros.
Os depressivos, pálidos e imóveis, a dez metros.
Os neuróticos a partir de cinco metros, mas alguns disfarçam bem e são percebidos a dois metros.
Alguns neuróticos são pérfidos e você precisa olhar nos olhos deles para entender alguma coisa: um metro.
Outros não falam, estão confusos e você precisa chegar a cinquenta centímetros para cheirá-los.
Menos que isso é inútil.

Alguns ansiosos, histéricos, mentalmente deficientes
vêm até você, a uns trinta centímetros.
Os vadios e os irritantes te bafejam na cara.
A menos de vinte centímetros só minha esposa.

3.
Feridas de guerra na Ala 77?
Quatro costelas quebradas
mais um dedo da mão e um do pé.
Arranhões, escoriações e hematomas.
Insultos, agressões, ameaças.
Tudo isso e nem uma medalhinha de lata.

4.
Na cidade, os loucos em suas casas podem fazer de tudo: gritar,
bater os pés,
bater a cabeça nas paredes,
se enforcar, se atirar, morrer,
ninguém intervém.
É a nova sociedade tolerante.
Mas basta que um louco jogue algo pela janela,
uma cadeira, uma garrafa, xixi, cocô, um gato, e imediatamente chegam guardas, polícia, exército, bombeiros, aviação, marinha e guarda-florestal. E nos chamam com urgência devido à situação gravíssima.

Loucos, querem ficar em paz?
Não joguem nada pela janela.
Políticos, querem abolir os hospitais psiquiátricos? Eliminem as janelas.

5.
Quando na Medicina se dá um passo à frente, ninguém
demoniza os velhos métodos, ninguém acusa quem os praticava.
Não é assim na Psiquiatria.
Aqui, purifica-se o presente colocando o mal no passado.
É por isso que quero falar sobre amarrar as pessoas.

6.
Subi, com um enfermeiro e um guarda municipal, até este
ático no centro histórico porque você se meteu a cavalgar
o parapeito gritando para as andorinhas em voos rasantes.
O beco está parado: as mães olham para cima curiosas, depois
afastam as crianças.
Você fala agitado em uma língua inventada:
você é feito sei lá do quê.
O espaço neste cômodo não é grande demais nem
pequeno demais, deveríamos nos mover bem:
é importante
porque, em poucos segundos, não sei o quê,
em poucos segundos alguma coisa vai acontecer.

Duas janelas no quarto: em frente a cada um de nós,
eu na porta de entrada.
Mas há outra porta, que leva ao terraço:
vejo despontar o manjericão nos vasos e o amarelo dos limões,
já te imagino correndo pelos telhados da cidade.
Me movo em direção ao terraço como se nada estivesse
acontecendo,
chego lá, me posiciono,
me viro, você se lança contra mim.

7.
Quando um método de trabalho salvou a tua pele e a dos teus
pacientes, tenho dificuldade em falar mal dele.
E se ouço alguém falando mal sentado à escrivaninha,
eu o defendo.

8.
Você me diz, Luca, em tom emocionado, que o paciente psiquiátrico
deve ser aceito por completo,
ele e seu transtorno, como uma expressão particular do humano,
portanto, deve ser rejeitada qualquer forma de coação.
Luca, essa abordagem é válida para aqueles que, como você,

trabalham com
os crônicos, imodificáveis.

Na Psiquiatria de emergência, o que deve ser aceito completamente
é a pessoa, não a doença.
Caso contrário, aceitaríamos sem intervir que os loucos
atravessassem a rua com o sinal vermelho.
Deixaríamos os depressivos se suicidarem diante de nossos olhos.
Deixaríamos os maníacos entrarem nos túneis dos trens.
Deixaríamos os alucinados descerem das varandas pelas
cornijas.
Deixaríamos os delirantes se revoltarem armados contra os vizinhos.
Deixaríamos os intoxicados por álcool ou drogas desencadearem
livremente a agressividade primitiva.

9.
Ninguém à noite vai te parar para acusar: por que o senhor me
tratou, doutor?
Por que me obrigou?
Por que não me deixou livre como eu estava?

Quem vai te acusar à noite será quem diz: por que o senhor não me
tratou?
Por que me abandonou à mercê de mim mesmo?

10.
Filippo, você tem medo de que na escuridão
alguém de fora venha te matar.
É inútil colocar uma porta blindada,
é inútil aferrolhar a janela do teu quarto,
é inútil se trancar sozinho em uma prisão:
Filippo, o assassino está trancado junto contigo na cela.

11.
Você me diz que um paciente agitado e confuso pode ser acalmado
com palavras e gestos.

Luca, o paciente agitado e confuso não compreende nem
palavras nem gestos, por definição.
Você insiste que já fez isso várias vezes.
Não eram pacientes agitados e confusos.

12.
No final dos discursos, dos sorrisos, quando o paciente te
coloca contra a parede,
qual método mais simples, mais antigo, mais econômico,
natural e humano?
Claro, é preciso se tocar.

13.
No começo acontece alguma coisa que assusta ou enfurece
o paciente,
os enfermeiros perguntam: o que você quer? o que é que não está
indo bem?
Na maioria das vezes basta um pouco de atenção, e o ânimo mais
exaltado se acalma.
Mas, se tudo está acontecendo na cabeça do paciente,
não se pode entender nem fazer nada.

A primeira fase é a do gorila.
O paciente começa a falar alto,
a gesticular, a inchar o peito,
a andar rápido, mudando de lugar de forma imprevisível,
começa a bater na porta de entrada, com pancadas
fortes, tentando abri-la,
a socar a parede, a empurrar os outros pacientes e assim por diante,
numa crescente: ele mostra que está ali, que está com raiva
e tem força para causar estragos.
Se o gorila tem o dom da palavra, passa logo para a ameaça:
vai quebrar tudo ou vai matar todos ou vai se matar
se não for atendido em sua demanda,
liberação imediata ou receber uma certa medicação,
às vezes um café, um cigarro, mudar o colega de quarto,

fazer a centésima ligação para a mãe.
Nós tentamos ficar calmos e enquanto isso pensamos:
tinha que acontecer comigo,
uma hora antes do fim do plantão!
Quem foi o idiota que o deixou irritado? Quem reduziu
seus calmantes?
Os enfermeiros mais antigos entendem na hora:
se eles ficam calados e suspiram, significa que as coisas vão acabar
mal,
se eles batem boca, mesmo em voz alta, que parem de fazer
e dizer besteira, as coisas vão acabar bem.

A segunda fase é a da negociação.
Quer um café, cigarro, fazer uma ligação, trocar de quarto?
Mas é claro: aqui está.
Obrigado, agora quero ser liberado, imediatamente!
Os enfermeiros ganham tempo: precisamos esperar o
médico que cuida de você, talvez amanhã,
veja que queremos o teu bem,
se dependesse de nós, atenderíamos na hora os teus pedidos,
é que eles nos demitem.
Aqui é incrível ver os pacientes que uma hora
antes pareciam confusos, se transformarem em hábeis advogados
discutindo com firmeza ponto por ponto,
explicando com veemência que
estamos apenas enrolando.
Alguns enfermeiros são grandes negociadores, dignos
da ONU, do Ministério das Relações Exteriores: quando estão aqui,
eu me
escondo em um canto e aprendo.
Se as palavras não surtem efeito, chega a hora do
«por que você não toma um remedinho?».
Um «bem levinho» para dor de cabeça, constipação,
só vitamina
e enquanto isso vai sendo preparada uma injeção com dose dupla.
Os pacientes sempre percebem a artimanha e resistem com

desdém, dando a entender o seu desprezo,
apenas alguns aceitam essa saída honrosa
que evita o teste final de força.
Nesta fase, enquanto um enfermeiro negocia, o outro já está
pegando as ataduras e as presilhas.

Agora cabe a nós sermos os gorilas e bater no peito.
Mostramos ao paciente nossa força:
quantos somos, o quanto somos unidos, jovens e fortes.
Este é o momento mais delicado, no qual em poucos segundos
tudo se decide.
O paciente entende que não terá outra chance:
ou aceita a injeção tripla de cor laranja
ou será amarrado.

A terceira fase é a contenção.
Sobre a contenção foram escritas inúmeras diretrizes:
claro, uma coisa é escrever ou ler diretrizes,
outra é estar lá naquele dia,
com dor nas costas, um colega antipático,
as ataduras que ninguém encontra,
— sempre estão emprestadas, ou estragadas —,
um outro paciente que se intromete, parentes que
protestam, a chave perdida, o Pronto-Socorro chamando, o
chão escorregadio, e o paciente que deveríamos conter
de repente empunha uma cadeira.
O destino sempre detona as diretrizes e nos testa.
A porta se fecha e começamos.
Quem nos salva, nesses casos, são os próprios pacientes.

Os esquizofrênicos não querem machucar, muitas vezes têm
vínculos profundos conosco,
se agimos com determinação, eles se deixam conter
com pouca resistência, às vezes desabam em lágrimas:
a vida já lhes deu uma surra suficiente para irem atrás de mais
uma hoje.

Os eufóricos podem machucar por acidente, mas sem maldade,
às vezes pedem desculpas enquanto continuam a te socar. Eles te
batem sorrindo.
Mas nem todos os pacientes são tão gentis.
Os dependentes químicos e bêbados não têm controle e não
têm nenhum escrúpulo em te agredir,
não pensam nas retaliações, ao contrário dos pacientes
com transtornos de personalidade, que têm a instintiva alegria de
causar dor.
Os histéricos, usando a desculpa de estarem doentes e de não saberem o que estão fazendo, podem ser maldosos
e mirar no corpo com refinada malícia.
Os paranoicos, temendo serem aniquilados, são tenazes no combate
final.
Mesmo que a experiência tenha nos ensinado que não se exige mais
diante de pacientes mais robustos, nós continuamos tendo medo
deles e escolhemos os menorzinhos.

Finalmente, amarrado o paciente ao leito, com grande alívio e
clima de procissão mística,
podemos administrar a injeção mágica de cor violeta,
trazida até o leito com o olhar e a atenção de todos como uma
relíquia.
É a chupeta que faz todos dormirem.

A quarta e última fase é a das recordações
diante do fogo.
O paciente dorme e os enfermeiros se reúnem na cozinha,
lá eles verificam mutuamente feridas, arranhões e contusões.
Falam mal dos colegas ausentes, dos covardes, dos médicos,
dos diretores e do trabalho em geral.
Portanto, reconstroem o que aconteceu,
xingando de modo benevolente o paciente,
e todos os seus parentes até a sexta geração,
agradecem aos bravos e corajosos e criticam
afetuosamente os atrapalhados.

A atmosfera fica mais leve e se torna mais relaxada e calorosa.
Como caçadores de uma tribo ao redor do fogo, vêm à tona lembranças do passado: as contenções mais difíceis, os atos mais heroicos, os machucados mais dolorosos,
os momentos de maior medo e como conseguiram escapar, as cenas mais engraçadas,
a vez que Irma foi amarrada por um paciente,
a vez que Giusi fez tudo sozinha,
homenageiam os enfermeiros antigos que com um olhar, uma palavra, um aceno, acalmavam os mais revoltados.
E aos poucos eles se purificam da violência e da loucura.

14.
Se bastasse uma ducha simples para lavar a violência e a loucura, que se grudam em você enquanto trabalha,
eu tomaria dez chuveiradas por dia.

15.
A decisão de amarrar ou não amarrar não cabe a um único psiquiatra,
mas à organização da ala,
são as alas que amarram ou não amarram, não o médico sozinho.

16.
Não é mau quem amarra, amarrar é exaustivo.
É mau quem abandona o paciente.

17.
Ontem, na Ala 77, Francesco, o paciente eufórico, aquele jovem, começou a jogar tênis no corredor,
um tênis imaginário:
ele não tinha raquete nem bola, mas os movimentos eram os mesmos;
o fato é que ele corria de um lado para o outro e ele é grande e pesado,
enquanto o corredor é estreito,

então se alguém passasse seria atropelado.
Ele recusou as medicações da tarde. Mau sinal.
Depois de uma hora, dizemos a ele: a quadra de tênis está fechando.
Ele: não, é a minha quadra particular.
Dizemos a ele: está escurecendo.
Acendam as luzes, eu pago.
Não sabemos o que fazer: Francesco é capaz de
jogar por horas. Insistimos em uma injeção calmante,
e ele: vocês não veem que estou jogando?
Nós nos apresentamos em três e ele continua. São os campeonatos italianos.

Com um maníaco, o primeiro problema é segurá-lo. O maníaco está sempre em movimento, e, se você o pega, ele escorrega das suas mãos.
Além disso é preciso ser determinado, decidido e um pouco mau:
E o que você faz se o maníaco te faz rir? Ele ri, você ri. Os braços ficam fracos.
Como você planeja amarrá-lo? Eles escapam porque são simpáticos.
Até que alguém de nós explode: Chega! Pessoal, queremos trabalhar ou não? E tentamos.
A mania é uma visão otimista do mundo,
ela inclui a enganação, mas não a raiva ou o prazer de fazer
mal: o maníaco não te ataca de propósito
mas, especialmente se for forte, ele pode te machucar muito
porque ele tromba em você, te dá uma patada, enfia o dedo no teu olho,
é como lidar com uma criança pequena, mas
maior do que você.
E, de fato, Francesco, depois de pular para pegar a bola, caiu em cima do pé do Lino:
fratura do terceiro dedo.

18.
Como você pode dar uma injeção em uma pessoa agitada, Luca?
De todo jeito, você precisa controlá-la com a força.

Se você não quer usar a força, deve chamar a força policial,
mas enquanto você espera, o que faz? Deixa o paciente correr
livremente por vinte minutos? Em vinte minutos podem acontecer
coisas.

A polícia chega, segura o paciente e você dá uma
injeção intramuscular nele.

Não é como no cinema que a pessoa desmaia já na hora, leva pelo
menos
um quarto de hora, muitas vezes uma injeção não é suficiente,
após meia hora você precisa repeti-la: a polícia não espera.
Apenas um anestésico intravenoso tem efeito imediato, mas
você precisa chamar um anestesista.
Eu me pergunto: é melhor ser amarrado ao leito ou ser colocado
em coma induzido?

Eu, amarrando o paciente ao leito, em cinco minutos tenho tudo
sob controle
e posso usar doses mais baixas de medicamento com muito menos
riscos.
O paciente permanece consciente e você pode conversar com ele,
tranquilizá-lo e
obter informações.
Mas cada psiquiatra faz o que sabe e pode.
Diante de um paciente agitado e confuso, todos os caminhos são
pedregosos.

19.
Chego à Ala 77 e procuro Ferdinando, me dizem que ele está machucado, e não é o único.
Massimo também está machucado: dois dos enfermeiros mais fortes!
Quem os machucou? Uma mulher? Em que quarto ela está?
Amarrada ao leito eu encontro uma mulherzinha jovem, só osso,
uns quarenta quilos. Eu não acredito. Volto lá:

aquele pardalzinho machucou Ferdinando e Massimo?
Eles me contam sobre uma das contenções mais dramáticas
dos últimos anos,
que os dois estavam certos de conseguir, mas o pardalzinho era uma
fera, em uma emboscada surpreendeu os enfermeiros.
Ela se soltava, se debatia, mordia, arranhava,
chutava, cuspia.
Um gato selvagem deixou fora de combate dois
domadores de leão.

20.
Um enfermeiro, se tem fama de ser forte e mau, faz metade
do esforço para acalmar seus pacientes.
Ferdinando, você se esforça apenas uma décima parte: tem boa
reputação.

21.
Conversei com os colegas de um setor de contenção zero.
Dizem que evitam amarrar os pacientes passando muito tempo
tentando convencê-los com palavras.

Eu sou da velha escola, não suporto as tentativas de convencimento
intermináveis,
acho que são mais loucas e violentas do que uma contenção rápida,
viril e clara.
Muitas vezes, após a contenção, a mente clareia e a
loucura se dissipa,
cessa a chuva e desponta o sol,
e quando voltamos ao trabalho no dia seguinte,
o paciente nos sorri e nos cumprimenta.
Após horas de tentativas inúteis de convencimento, ao contrário,
a loucura só se espalha,
passa do paciente para você, invade os quartos,
permeia as paredes, gruda no teto,
entope os dutos de ar, impregna no piso.
Você não respira mais.

Precisa ir para casa, mas a loucura não te deixa, como
um cão bastardo, ela te segue grudada no casaco.
Quando você volta ao trabalho, está cansado e confuso, e encontra
o paciente cansado e confuso.

Bastam dois minutos para saber se um paciente é convencível ou não,
e se ele não for convencível, por que continuar nadando por horas
contra a correnteza da loucura?
Mas isso é o que penso eu, que venho de uma escola de amarradores,
posso estar errado.

22.
Há uma paciente histérica, Luisa, que fica com ciúmes quando
amarramos alguém ao leito.
Então ela vai para o outro lado do departamento e começa a
gritar e a quebrar tudo.

23.
Alfredo, o fato de eu ter te perguntado ontem o nome de um
antibiótico para dor de garganta
não te autoriza a me contar hoje sobre o teu pai e a tua
mãe, desde o nascimento até a morte,
incluindo como se conheceram, os tempos de guerra, a
fuga da prisão,
os bombardeios, a fome, a luta partidária e as
complicações do teu nascimento
e a me perguntar, por fim, se é por isso que você é ansioso e não
dorme à noite.
Alfredo, você é um residente, o nome de um antibiótico
em vinte segundos você pode me dizer.
Já eu... psicoterapia em vinte segundos não posso fazer.

24.
Hoje de manhã, entrando na Ala 77, consegui avançar
apenas meio metro,
paralisado por um muro de mau cheiro, sólido, impenetrável.

Ao longe, eu via enfermeiros com longos jalecos
verdes e máscaras e toucas nos cabelos, indo e vindo
gesticulando:
um mendigo internado durante a noite havia tirado os sapatos
depois de um ano.
A cada minuto, um funcionário de cada vez saía da ala para
respirar um pouco de ar.
Poder dos pés, maior do que um incêndio, do que um
terremoto, um blackout.
Deixem de lado conversas, ecografias, tomografias, ressonâncias
magnéticas, transplantes, pousos na Lua: lavem os pés deles!
Uma operação terrível, obscura, perigosa, complicadíssima,
interminável.
Honra aos heróis lavadores.

25.
Hoje desisti de conter um paciente.
Não tenho arranhões, não estou suado e volto para casa no horário.
Mas não estou feliz, como quando você poderia ajudar uma
pessoa e não ajuda.
Era um delirante que recusava os tratamentos. Um cara forte:
cliente difícil.

Sempre se acha uma desculpa para não conter um paciente:
estamos em poucos e vamos nos machucar;
os do próximo turno vão cuidar dele;
o que você acha: se o forçarmos a tomar os medicamentos esta
noite,
ele não melhora?
Se o amarrarmos, vamos acordar os outros pacientes que estão
dormindo;
se o amarrarmos, lá se vai a aliança terapêutica;
o pai é advogado, um arranhãozinho e ele vai nos processar;
e que mal há num pouquinho de delírio?
Os pais sempre disseram sim para ele, por que devemos
começar a dizer não, nós, esta noite?

Que apliquem uma injeção de ação prolongada! Dá para um mês, e
não se
fala mais disso!

Qualquer desculpa é boa e não lembro qual usamos.
Mas tenho certeza de que, devido à nossa renúncia,
em algum lugar no futuro,
alguém ficará em apuros por um tempo.
Problema deles.

26.
Quando conheço estranhos em uma festa, eu escondo
o trabalho que faço:
assim que sabem que você é um psiquiatra, aparece alguém
querendo te ensinar o que é a Psiquiatria.
Eletrochoques machucam, e os doentes precisam de
compreensão e musicoterapia,
os antidepressivos não servem, é melhor se tratar com ervas
ou tirar férias.
Eu, quando encontro um engenheiro nuclear, não me meto
a explicar para ele o que é um átomo ou um neutrino,
nem como administrar uma usina nuclear.

27.
Alguns pacientes são tão sozinhos
que, para se deixarem tocar por uma mão em seus ombros,
precisam quebrar tudo.

28.
Lembra, Emilio, quando entre nós e vocês era sempre um arranca-rabo?
Agora nos tratamos formalmente, como as solteironas inglesas:
falamos com lábios apertados como cu de galinha,
mas ninguém ouve e cada um pensa nas suas próprias coisas.
Lembra quando nos empurrávamos, puxávamos os cabelos,
nos arranhávamos e você mordia?
Você tinha dentes lindos, mas que dor.

As melhores lembranças da minha infância são as brigas entre
mim e meu irmão.
Com quem brinco agora?
O que vou fazer no trabalho? Falar?

29.
Fabia, enfermeira de tantos anos,
para continuar trabalhando na Psiquiatria,
você perdeu toda a humanidade,
mas se você perdeu toda a humanidade, Fabia,
você não pode continuar trabalhando na Psiquiatria.

30.
Fui a um seminário sobre contenções,
há um colega que ensina como fazê-las.
De passagem, ele menciona quantas contenções fez na vida:
são tantas quantas eu faço em um ano.
Saí para passear no parque.

Mas por que fazemos tantas contenções na Ala 77?
Somos tão maus assim? Eu não me sinto mau.
Somos tão incapazes assim? Eu não me sinto incapaz.
Qual é o truque? Qual é o mistério?

31.
O método mais simples para nunca amarrar ninguém
é não admitir pacientes que possam ser amarrados.
Se não admitirmos alcoólatras, pacientes com transtornos de
personalidade,
dependentes químicos, psico-orgânicos, demenciados, intoxicados,
violentos em geral,
quem sobra para amarrar ao leito? Os enfermeiros entre si.
Basta rejeitar pacientes agitados e confusos
e transformar a Psiquiatria em Psicologia.
Os pacientes agitados serão amarrados por outros.

32.
Depois de tantos anos de experiência posso dizer
que o único verdadeiro problema de amarrar ao leito
é saber como fazer isso bem.
Se você não sabe fazer isso direito, é melhor evitar.

33.
A ideia de que é possível nunca conter alguém
é a pretensão de que a razão e o coração podem compreender
e acalmar tudo.
Essa pretensão só faz aumentar a raiva do paciente.

A razão é o peixe ensaboado. Vamos
deixar o homem com a sua raiva.

34.
Marcello, olhe para os enfermeiros sentados na cozinha, parece que não
fazem nada:
não é verdade, eles estão escutando.
É preciso experiência e habilidade para ouvir os sons que
vêm do departamento.
Escute você também.
Luzes fluorescentes, tudo parado. O que você ouve?
Conversas entre pacientes, passos, uma cômoda que se abre,
uma cadeira que se move, um gemido,
uma palavra sem sentido repetida várias vezes. Agora um grito.
Os enfermeiros não mexem um fio de cabelo.
Tente perguntar: quem está gritando? Alberto, eles te respondem,
está discutindo com Filippo.
Em um determinado momento, eles se levantam juntos, você não ouviu
nada. O que aconteceu? Houve um pequeno barulho surdo.
Pina caiu e bateu a cabeça.
É assim que os pais fazem com as crianças pequenas que estão brincando na

sala ao lado: eles ouvem
e vão ver, não quando há barulho, mas quando há silêncio.

35.
Vale a pena ser claro. Por que não?
Quando você amarra uma pessoa, há quatro funções: elas
são combinadas com um olhar quando você
se aproxima do paciente.

O imobilizador. Ele é aquele que aperta o pescoço e imobiliza
a cabeça, um braço e o peito.
Regula a força do aperto de acordo com a reação:
os pacientes com transtorno de personalidade e histéricos entendem
o jogo
e a partir desse momento colaboram.
Os maníacos, os esquizofrênicos, os intoxicados não entendem
e tornam tudo mais difícil.
O imobilizador, se for bom, sabe arrastar sozinho o
paciente para o leito.

O peso. É aquele que se coloca sobre o paciente na cama e bloqueia
o outro braço, quadril e pernas.
Se ele for bom, faz tudo sozinho.

O livre. É aquele que gira rapidamente em volta do leito e amarra os
quatro membros.
Se ele for bom, faz tudo sozinho.

Daí vem a minha função. Eu sempre participo de todas as
contenções. Sou supérfluo.
Faço tudo sozinho.

36.
Para me contar uma coisa, você começa com eventos de três dias
antes:
me conta detalhadamente o que você comeu, quem você

encontrou, como você dormiu.
Peço para você ir direto ao ponto, vai chegar agora, você diz. E não
chega. É esse o problema? Não, vai chegar agora.
Basta, eu me levanto para me despedir. Você desaba a chorar como
se estivesse se engasgando.
Desisto.
Me sento de novo, mas viajo para caçar ursos no Canadá, ao longo
de um rio onde saltam os peixes:
você continua a descrever minúcias e contratempos,
até que você chega ao ponto, expõe a situação,
depois para com as mãos para o céu e me olha para
ver o efeito.
Mas eu já estou no Canadá.
Você espera o meu comentário.
Eu, que não ouvi nada, assumo uma expressão de
dolorosa empatia,
olhos baixos, ombros encolhidos, como em um funeral.
Você me observa atentamente por alguns segundos, e em seguida:
doutor, não há ninguém que me entenda como o senhor!

37.
Volto do Pronto-Socorro com uma moça amarrada à maca,
Giulia a vê, os olhos ficam marejados e ela protesta: a
contenção é um ato violento,
tira a liberdade, deve ser abolida e pronto.

Giulia, você tem razão.
Mas a violência e a liberdade são questões psicológicas,
não psiquiátricas.
O paciente psiquiátrico agudo não concebe o significado
de violência e liberdade.
Para ele é mais relevante a questão de existir ou não existir.
Às vezes ele precisa ser contido para se recompor
em sua unidade, perceber-se, viver.
Se você oferece gentileza e liberdade, você o mata.

Você olha para mim duvidosa, tenta entender, mas continua não convencida.
Os psicólogos, é incrível, vivem em um mundo psicológico!

38.
Um homem de quarenta anos traz o filho de dezesseis para o Pronto-Socorro: vocês precisam interná-lo, está louco.
Eu converso com o filho: sou eu que trouxe meu pai: está maluco, vocês precisam interná-lo.
Essas situações de *adivinha quem é o louco* te mantêm
no Pronto-Socorro por horas, e no final é você quem acaba sendo o louco!

39.
Se me pedirem uma imagem simbólica da Psiquiatria
de emergência,
é exatamente o conter,
o reunir fragmentos quebrados entre si,
juntar mente e corpo, reunificar a pessoa,
como um gesso solda os ossos.
Fazer de pedaços, um.

40.
Nós viemos ao mundo
não quando saímos do corpo da mãe,
mas quando a mãe nos abraça e nos reconhece
e, sem palavras, ainda nos contém dentro dela:
é nesse útero que construímos a nós mesmos.

A sacralidade desse abraço primordial
reverbera e cintila
em algumas contenções que fazemos.

41.
A arte de amarrar as pessoas.
Amarrar as pessoas ao leito.

Amarrar as pessoas a você.
Amarrar as pessoas à realidade.
Amarrar as pessoas a si mesmas.
Amarrar as pessoas é uma arte.
Incompreensível.

42.
Marcello, essa é fácil: se um paciente mantém uma das mãos
no alto do peito, ele é um ansioso.
Mão à esquerda sobre o coração: hipocondríaco.
Mão no peito mais embaixo: deprimido.
Mão no abdômen: deprimido menos consciente.
Mão na virilha: histérico.
Mas, se a mão estiver na cabeça ou nas pernas, é problema:
aí é necessário um especialista de primeira linha.

43.
Se você quiser conhecer a alma de um psiquiatra,
olhe quais pacientes ele trata.
Tito só trata histéricos.
Edoardo só trata bipolares.
Eu só trato esquizoides
e Rufo trata apenas ricos simuladores.

44.
Eu pensava que ter essa profissão significaria ter uma
fila de jovens mulheres apaixonadas,
mas, em vez disso, sou perseguido por uma fila de mulheres idosas,
todas zangadas.

45.
Estou há duas horas ruminando embasbacado sobre grandes
dilemas da vida,
quando você chega, Anna, me dá um tapinha na cabeça
e pergunta: comprou pão?
Pão? Enquanto me levanto para correr até a padaria,

penso no amigo Elia, que navegou até a Índia
em busca do mestre zen: não pense, faça.
Meu mestre zen está ali num mexe-remexe na cozinha.

46.
Foram os medicamentos que permitiram o fechamento dos
manicômios,
não apenas a compaixão das pessoas.
Sessenta anos atrás éramos forçados a amarrar as pessoas por
semanas,
até que a crise passasse; hoje, o paciente agitado é amarrado pelo
tempo
que o medicamento leva para fazer efeito.
Podem ser horas ou dias: desde o delirium tremens até a crise
histérica existe uma ordem no caos, e os tempos de melhora
são sempre respeitados. Aceitamos apostas.
A psicose aguda, que é explosiva e insondável como
nada mais na natureza, viaja com um cronômetro na mão.
Dura um tempo exato.

47.
Quero dizer a verdade: no passado amarrei muitas pessoas,
disso eu me emendei, mas ainda não me arrependi.

# Nono capítulo
# A palavra é palha

1.
Adriano, cá estou eu, jovem médico voluntarioso,
na Saúde Mental para aprender
e você me diz: não há nada para aprender.
E as doenças mentais? Não existem.
E por onde começo? Já está tudo acabado.
Mas acabei de chegar. Já pode ir embora.
Eu não preciso fazer nada? Já fizemos tudo:
minha geração acertou as contas com a loucura.

2.
Vou dar pouco trabalho. Vou respirar baixinho.
Depois de vocês, Geração Anterior,
nascem apenas pessoas pós: pós-fechamento dos manicômios.
Por anos me disseram: o que quer saber você, que é pós?
E eu que pensava ser normal.

3.
Adriano, como sua geração pode ter acertado as contas
com a loucura,
se cada novo nascido tem que abrir caminho à base de cotoveladas
em meio à loucura?
Se cada novo nascido tem que lutar para emergir
da lama da loucura?
Se cada novo nascido, para respirar,
tem que se desvencilhar das mil mãos da loucura?
Adriano, a humanidade não se extingue com a tua geração.

4.
Giulia, você me faz notar que estou com o jaleco sujo e diz que eu deveria trocá-lo.
Deixe-me ver: esta aqui é uma mancha de sangue,
aqui um cuspe, isso é tinta, isso é suor
e isso é do chute de Franco.
Nesse momento, Rufo passa com seu jaleco imaculado, deslumbrante, parece que tem uma passadeira que fica correndo atrás dele.
Você olha para ele, admirada: eis ali um verdadeiro médico.

5.
Adriano, dizer a um paciente psiquiátrico
que a doença mental não existe
é como dizer ao paciente que o que ele sente não existe,
que ele não existe.

6.
Sobre psiquiatras mortos na guerra pela reforma psiquiátrica,
eu não conheço nenhum,
nem conheço mártires ou inválidos de guerra pela Lei 180[8].
Não sei de médicos que arriscaram a vida
combatendo sob os muros dos manicômios,
sei de portas que se abriram devido a lutas populares,
sindicais e políticas, sei de médicos que se tornaram diretores bem antes
dos quarenta anos, a quem disseram: entrem e assumam.
Deram a eles a governança de uma província já conquistada.

Não peçam um monumento com cavalos e espada em punho.

---

[8] A Lei 180, também conhecida como Lei Basaglia, foi promulgada na Itália em 13 de maio de 1978 e é oficialmente intitulada Lei para a Proteção dos Direitos das Pessoas com Transtornos Mentais e para a Reforma dos Serviços Psiquiátricos. É considerada um marco na história da psiquiatria por ter propiciado uma reforma psiquiátrica que encerrava o sistema de manicômios tradicionais e promovia o tratamento de transtornos mentais com base na dignidade e nos direitos das pessoas. [N.T.]

7.
Receitar medicamentos e ir embora
é como dar bilhetinhos do horóscopo,
como confiar ao mar uma mensagem numa garrafa.
Os deprimidos sofrem por culpa, o problema deles é moral,
eles não entendem para que servem os medicamentos.
Os maníacos se sentem bem como estão e não querem medicamentos
deprimentes.
Os esquizofrênicos são apegados às suas vozes e nem sabem quem
você é.
Os paranoicos estão convencidos de que você quer envenená-los.
Os indivíduos impulsivos engolem o frasco inteiro na mesma noite.
Os neuróticos são os únicos que leem as receitas e as seguem
escrupulosamente, até o primeiro efeito colateral,
depois não querem mais.
Marcello, você não é um residente que diz: tome esses
medicamentos — e pronto.
O teu trabalho começa nesse momento.

8.
Na Saúde Mental há uma sala reservada com
poltronas antigas e cortinas marrons.
Aqui fica a sala onde eu visito os pacientes.
Verão, inverno, outono e primavera,
eu, a cada visita, abro uma porta e vejo sentados nas poltronas
sempre os mesmos colegas.
De manhã, de tarde e de noite.
Na segunda, terça, quarta, quinta, sexta e sábado.
Às vezes eles trazem algo do bar para ficar chupando,
ou mexendo com longas colheres, e lambem os dedos,
às vezes ficam resolvendo os quizzes psicológicos das revistas e
riem e fazem barulho como se estivessem no cabeleireiro,
às vezes parecem pensativos como nas salas de espera dos
aeroportos, depois de repente ficam agitados como em uma
sala de parto, outras vezes olham pela janela como se
estivessem esperando um navio,

com mais entusiasmo discutem quem é a mais bonita,
quem é o mais garanhão do setor
e pedem minha opinião
enquanto faço um paciente sair ou se acomodar,
outras vezes trocam com o diretor receitas de cozinha ou
o número do encanador.
Os pacientes, quando entram na minha sala, me perguntam
em voz baixa: quem são aqueles lá fora?
Eu não sei o que responder.

9.
Edoardo, você se lembra de quando trabalhávamos na Saúde Mental?
Você fazia uma visita domiciliar a um esquizofrênico
e acabava sendo:
o eletricista, o conselheiro matrimonial, o clínico geral,
o cozinheiro, o decorador,
o personal trainer, o encanador, o administrador, o jardineiro,
o veterinário, o pedreiro,
o alfaiate, a passadeira, o sapateiro, o carteiro, o instalador de antenas,
o porteiro, o provador, a faxineira, o mestre do chá,
o pintor, o repositor, o carvoeiro, o podólogo,
o segurança, o caçador de ratos, baratas e o apanhador de cães.
Lembra, Edoardo?
Como a gente se divertia.
Depois fomos transferidos para o hospital, e tivemos que ser psiquiatras.

10.
Eu passei a vida convencendo milhares de pessoas
de que estavam doentes
e era melhor que se tratassem.
Outros colegas passaram a vida convencendo a ilustre turma
do teatro de que as doenças mentais não
existem.
Nós temos a mesma profissão?

11.
Lembra, Edoardo, quando os enfermeiros é que mandavam?
Eu costumava fazer visitas com Tea: toda frase que eu dizia ao
paciente, ela intervinha: Não, não é assim! e dizia o exato oposto.
O paciente voltava para casa tranquilizado.

Enquanto eu falava, ela, muda, expressava sua discordância com um
olhar cheio de desgosto.
Um dia eu a calei de forma ríspida, ela se fechou em silêncio
por semanas
e quando pedi a ela uma opinião:
Se você quiser mandar, fique à vontade, mas o que eu penso
eu não vou te dizer.
Igualzinha à minha esposa.

12.
A Psiquiatria é um grande jogo da oca.
Você pega o Mario e o move do hospital-dia para o hospital.
Depois de um tempo, você o move para a Comunidade Terapêutica.
Depois de um tempo, você o move para o abrigo.
Depois de um tempo, você o move de volta para o hospital-dia.
Depois de um tempo, o ciclo recomeça.
A esperança é que, em uma dessas passagens, o Mario desapareça.
Mas o truque de mágica não funciona, e o coelho não
volta para a cartola.

13.
O futuro são as injeções de ação prolongada: você vê o paciente
uma vez por mês,
cinco minutos, tchau.
Nada de se tocar.
Nada de brigas.

14.
Marcello, a palavra é impotente na Psiquiatria.

Para os demenciados e confusos a palavra é apenas som,
um eco, de um eco, de um eco,
um reflexo, de um reflexo, de um reflexo,
um sonho, de um sonho, de um sonho.
Para os esquizofrênicos, a palavra significa tudo e nada,
significa uma coisa e o seu contrário.
Para os deprimidos a palavra é uma condenação.
Para os eufóricos apenas um jogo.
Para os impulsivos, uma ameaça.
Para os neuróticos é uma lâmina afiada.
A palavra não é uma luz que afasta os fantasmas da noite,
não é lenha para o inverno frio,
não é comida para estocar na despensa,
não é uma canção de ninar que conforta.

A palavra é palha.

15.
Ainda imersa no antigo esforço de patrulhamento
dos corredores e do jardim em busca de bitucas de cigarro,
os dedos indicador e médio da mão direita amarelados de nicotina,
você se abaixa, pega o toco com a mão trêmula,
examina-o com um olhar atento, mantendo-o no alto, suspenso,
depois analisa mais adiante quem vem e quem vai, quem fuma e
quem não, quem pode te dar algum trocado.

Ver você aqui, curvada pelos caminhos do antigo manicômio, me lembra
o quanto fumávamos na Saúde Mental.
Uma reunião de manhã e outra à tarde, por anos:
éramos vinte trancados numa sala e pelo menos dez cigarros por cabeça,
duzentos cigarros. Metros cúbicos de fumaça.

E os assuntos das discussões: se usar jaleco ou não,
se tratar o paciente informalmente ou formalmente,

se a doença mental era culpa dos pais, dos
professores ou do diretor,
se médicos e enfermeiros tinham a mesma importância ou se os médicos
deviam obedecer,
se as indústrias farmacêuticas financiavam a Psiquiatria,
e como resistir.

Eu nunca entendi o último tópico:
eu estava e estou convencido
de que a Psiquiatria é financiada pelas fábricas de cigarros.

16.
Os cozinheiros reconhecem um prato de olhos fechados, pelo cheiro.
Marcello, você seria capaz de fazer diagnósticos usando apenas
o olfato?

Os deprimidos cheiram a roupas úmidas deixadas secando em
casa, a chás, naftalina, musgo, mentol,
lençóis empilhados por anos, ou velhas mantas sobre antigos sofás.
Se tirarem os sapatos, não há cheiro algum.

Os eufóricos cheiram principalmente a suor,
recendem a gasolina, a rua, a temperos.
É melhor manter-se afastado de meias e roupas de baixo.

Os esquizofrênicos cheiram a seus pequenos vícios: cigarros, café,
álcool.
Os mais graves cheiram a sujeira seca, fezes e urina.
É um cheiro denso, misturado.

Os impulsivos cheiram a haxixe, cigarro, cola.
Pós-barba é comum.

Os sem-teto cheiram a papelão molhado,
a mofo, poeira, a algo apodrecido, necrótico.

É um cheiro ácido, intenso.
Se tirarem os sapatos, não tem pra ninguém.

Os neuróticos espalham essências delicadas.
Perfumes escolhidos com cuidado, dos quais eu desconheço os nomes. Lavanda, genciana, flores variadas.
Se tirarem os sapatos, é um prazer ficar perto deles.

Você, Marcello, cheira a loção pós-barba, eu cheiro a cloro de piscina e a pele de Giulia faz minha cabeça girar.

17.
Giulia, o importante neste ofício
não é o que você diz ou o que você faz,
mas estar lá.
Se você está lá, o paciente fará tudo sozinho.

18.
Giulia, não semeie palavras em solo árido,
na estação errada
ou quando o campo está cheio de corvos.
Guarde as palavras para quando a terra estiver úmida,
a estação propícia e os corvos longe.

19.
Rufo, você tem o problema de encontrar uma frase adequada para o congresso de Boston. Eu tenho o problema de acompanhar Filippo por dez anos, uma vez por semana.
Rufo, se você disser uma frase adequada em Boston, todos aplaudirão. Se eu disser a mesma frase a Filippo, ele vai me comer a língua, a mão e o braço.
Não me traga uma frase adequada de Boston, me traga uma arma.

20.
Precisaríamos de uma língua suja, cheia de buracos, uma língua vadia, mal-humorada, uma língua manca e maligna, ou até

uma língua intelectual, esnobe e desdenhosa.
Precisaríamos de termos malandros, termos assassinos,
termos doidinhos que afiram realidades que não existem,
termos caleidoscópicos que contenham realidades mutáveis,
termos garfos que espetem realidades infinitesimais,
termos ambíguos que cada um interprete como quiser.
Por isso, eu balbucio, quebro as palavras,
interrompo os assuntos, fico quieto:
é para me fazer entender melhor.

21.
Anna, dentro de mim ecoa a tragédia do mundo.
Paolo, leve o lixo para baixo,
ou eu mesmo farei você ouvir o eco da tragédia do mundo.

22.
Poético é o mal do amor, o arrependimento, o luto,
poética é a dor trágica que encontra razão, vingança,
redenção,
impoética é esta dor, monótona, lenta, insaciável,
sequestradora.
Poética é a saudade, impoética a depressão.
Poética é a fantasia, impoético o delírio.
Poético é o temor, impoética a ansiedade.
Poético o desejo, impoética a dependência.
A poesia não frequenta a Psiquiatria, fica parada na porta.

Onde o arado da poesia não entra, a terra é dura, seca,
infértil e fria.
Cuidamos da dor impoética.

23.
Nos congressos psiquiátricos, usam-se palavras,
mas um problema que pode ser definido com palavras
não é um problema psiquiátrico.

24.
Giulia, você me pergunta se um paciente deve ser chamado de você ou de senhor.
Os deprimidos assentem, murmuram; se falam, usam senhor.
Dizer senhor a um deprimido é sinal de respeito.
Os eufóricos, um você entusiástico: somos todos irmãos neste grande mundo.
Dizer senhor a um eufórico é uma precaução.
Os esquizofrênicos ficam confusos tanto com senhor quanto com você.
Dizer senhor a um esquizofrênico é melhor.
Os impulsivos e os dependentes químicos escolhem um tu cúmplice: você me entende, somos todos desgraçados e delinquentes.
Dizer senhor a um impulsivo é uma proteção.
Os histéricos até pulam o você, se fosse possível iriam logo para o corpo a corpo.
Tratar um histérico de você é ato de prudência.
Os neuróticos, se escapar um você, eles se assustam, baixam a cabeça, ficam vermelhos e não voltam mais, para eles o você é uma proposta sexual.

Eu sei que é preciso chamar todos de senhor,
e tento fazer isso, juro que tento, mas não consigo,
escapa de mim um «senhor-você-senhor» incontrolável.

25.
Qual é o mistério por trás de quem já teve dor de barriga
não se sentir cirurgião
e quem já experimentou ansiedade ou depressão
se sentir psiquiatra?

26.
Sou como os lagartos nas paredes: se você os prende, deixam a cauda na tua mão só para escapar.
Nestes dias eu estou sem cauda, Sara, e a culpa é tua.

27.
Outra salinha onde se fala de psicanálise. Advogados,
engenheiros, professores: eu não entendo o que dizem.
Quando me pedem para dar minha opinião, dou uma de idiota.
Eu odeio a psicanálise.

Senhores, afirmo com clareza: eu não sei nada sobre interpretação
dos sonhos. Não é a minha profissão.
Meus pacientes não falam sobre seus sonhos noturnos,
vivem dentro deles.
Eu não busco interpretações: preciso de uma corda para
puxá-los para fora.

28.
Negar a existência da loucura dizendo que somos todos iguais
é anular a diversidade do outro, tornando tudo cinza.
Na época do manicômio, os loucos eram excluídos das cidades,
hoje são excluídos da mente: a estigmatização absoluta.
Uma cultura que queira falar sobre o homem
mas carece de uma parte psiquiátrica
é manca e cega.
Não devemos dizer que somos todos iguais, devemos
conhecer as diferenças.

29.
Saindo do hospital, coloco o pé no chão:
ainda é bem firme.
Preparo o jantar. Antes de dormir, mais uma olhada
pela janela.
O mar é uma placa de aço que brilha.
As estrelas e a lua estão em seus lugares.
Vaga-lumes voam tranquilos.
Folhas farfalham levemente.
Um sapo coaxa em algum lugar.
Fecho a janela e vou dormir.

# Décimo capítulo
# Tortula muralis

1.
De novo arrasto meu monte de ossos entre os antigos
palácios de Gênova.
Logo vou sair de cena, e os palácios permanecerão os mesmos,
assim como eu os vi pela primeira vez.
As gerações mudam, mas o cenário fica.
Agradeço, à beira do palco, ao cenógrafo, aos coadjuvantes, aos
figurantes e ao amável público,
um aplauso especial ao técnico de iluminação:
todos tiveram ideias maravilhosas e claras.
O autor é o único que eu não entendo para onde quer ir.

2.
Gino, os filmes americanos ensinam a nunca desistir.
Gino, quem pode me ensinar a renunciar?
À medida que envelheço, a renúncia é o pão seco,
o sal de cada dia, minha companheira descalça,
é a dor que não te deixa, a chuva leve,
o passo que não avança, o fôlego que falta,
é o prato do dia no cardápio, a anotação no calendário,
o bilhete na cômoda,
é o meu bom-dia e boa-noite de todos os dias.

3.
Senhor Alfredo, começar um tratamento com uma pessoa psicótica é
como embarcar em uma viagem por mar e terra até os confins do mundo.
Eu sou velho demais, tenho o passo hesitante. Nas trilhas de
montanha sinto falta de ar. Sou sensível à umidade.

Seria um fardo, não um guia.
Eu não vou mais na viagem.
Senhor Alfredo, para o seu filho eu recomendo um colega mais
jovem. Ele se chama Marcello.

4.
Marcello, hoje passamos novamente diante da Oncologia, olhe a
pequena multidão de pacientes: todos os dias se renova. Que olhos,
que olhares de expectativa.
Por que eles quase nunca nos chamam aqui?
Porque o mal que combatemos não é a dor, o medo,
a esperança que vacila.
Não é perder a vida,
mas perder a si mesmo.

Os que choram sabem quem são.
Somente quem é cego e tem olhos dispersos vê parar nossa jornada:
é ao lado desse que sentamos.

5.
Se fosse verdade que consolamos a dor dos outros
porque temos uma dor dentro de nós,
quão grande deveria ser a minha dor?

6.
Hoje na Ala 77 parece que estamos no day after de uma explosão nuclear.
Marcello e eu nos movemos com dificuldade dentro de pesados
escafandros à prova de radiação, olhamos e falamos através de um
vidro embaçado e usamos luvas grossas.
Ao nosso redor vidas vaporizadas,
vidas desintegradas,
vidas impressas na parede.

7.
Quando você encontra um paciente novo, a pergunta a se fazer é:
ele está vivendo antes ou depois do fim do mundo, ou durante? São

situações completamente diferentes.
Se é durante, você vê desabarem à sua frente os prédios, as cidades,
o tempo.
Mas uma catástrofe está sempre no horizonte: mesmo que tenham
se passado anos, décadas, ainda se ouve o ecoar do big bang.
Poucos pacientes vivem em outros dias.
Poucos vivem na manhã fresca ou na serena noite
de um dia tranquilo de garoa
e vêm até você leves, apenas para bater um papo.

8.
Adriano, você que diz que a loucura não existe,
me diga o que é essa dor que sinto no peito,
que me atravessa como a cheia de um rio,
e arrasta árvores e casas,
e não tem fonte, e não tem foz,
e não tem nome, e não tem substância
e flui do nada para o nada
e faz de mim seu leito, seu fundo, sua cama.

E reconfortante seria o fim do mundo, se fosse de verdade,
e reconfortante seria a morte, se fosse de verdade,
e poder saber, ao morrer, quem sou eu quem morre.

9.
Não me traga mapas, fotos de satélite, mapas ferroviários
da cidade para onde você foi,
não me traga planos diretores, orçamentos da Prefeitura,
projetos de desenvolvimento.
Elena, me conte os cheiros que você sentia de manhã quando
acordava, me faça ouvir os sons que sobem do rio,
as tonalidades dos edifícios em torno dos jardins,
e se você procurava por sombra, qual caminho você fazia para ir ao
centro, e se procurava sol,
como era áspera a superfície das paredes quando você passava
a mão nelas enquanto passeava, e o som dos sinos de

onde vinha, os próximos e os distantes, estava quente ou estava frio, e antes de dormir qual era o último som que você ouvia?
Elena, você conhece outras pedras ou madeira com as quais reconstruir?

10.
De uma crise psicológica muitas vezes emergimos com uma visão mais madura de nós mesmos e do mundo.
De uma crise psiquiátrica não se obtém nada. Mas às vezes acontece.

Aqueles que superaram com particular lucidez uma crise psiquiátrica são atormentados durante meses pelo medo de que tudo possa novamente desabar:
a sua identidade, os seus afetos, as suas ideias, a própria matéria atômica ao seu redor,
imprevisivelmente.
Com o tempo essa penosa apreensão se suaviza
e amadurece uma conscientização da fragilidade do todo:
essas pessoas adquirem o sentimento do efêmero.
São as pessoas mais próximas da realidade.
Elas têm respeito e consideração por si e pelos outros,
usam palavras que querem dizer alguma coisa,
cuidam do essencial, são sensíveis, comedidas, sinceras.
Elas não roubam o teu tempo, sempre te dão algo.
É bom estar com elas.

Com o passar dos anos, elas se recuperam completamente, esquecem tudo
e se tornam falsas.

11.
As pessoas melhores são aquelas que nunca esquecem que estiveram mortas mentalmente
e que renasceram.

Algumas delas são excelentes psiquiatras.

12.
Marcello, você deve advertir os pacientes sobre o núcleo duro.
É aquilo que resiste ao possível colapso da mente,
é onde a catástrofe é detida,
a nossa última fronteira.

Saber se existe e o quanto é sólido ajuda a entender o quanto
o paciente está em risco, o quanto pode sofrer
e o quanto precisamos ser cautelosos.

Os depressivos e os eufóricos vão e vêm saltando sobre
um alto tapete emborrachado.
Os esquizofrênicos vivem caindo infinitamente, entre mil
volteios e metamorfoses.
Os borderline você os vê caindo como um chumbo, e se espatifando
em poucos segundos.
Os que têm transtorno de personalidade são feitos de pedra, duros e
inabaláveis:
eles fazem você desabar.
Os neuróticos estão sempre prestes a ser engolidos pelas areias
movediças, mas não são engolidos jamais.

Eu não acredito que tenho um núcleo duro,
vivo sobre um interminável plano inclinado.

13.
Não busque a consciência total da existência:
cada um vive na névoa mais ou menos densa.
Escolha o teu lugar na encosta, e erga a tua casa.

14.
Giulia, o encontro com o paciente não é a imposição da
razão sobre a loucura:
é o encontro entre duas loucuras.
Queira que a tua seja mais humana e sábia do que a outra.

15.
Marzia, você está eternamente em um estado nascente.
Você tem uma excitação à flor da pele, está sempre prestes
a fazer algo eletrizante,
arruma o teu cabelo, troca a tua roupa, procura os sapatos novos
para correr sabe-se lá para onde.
Sempre resfolegante, sempre com maquiagem nos olhos, sempre com
saltos que te machucam.
Marzia, sempre em um estado nascente e não nasce nada nunca.

16.
Eu e Livio vamos à casa de uma paciente eufórica, os
vizinhos nos chamaram. Ela mora sozinha em um luxuoso apartamento
em Carignano, nos recebe em traje noturno.
No salão barroco, espelhos com três metros de altura, um piano de
cauda e muitas poltronas cor-de-rosa.
Deixe-me cumprimentar o piano, ela diz, senta-se e começa
a tocar uma sonata de Mozart.
A música é linda, eu me sinto constrangido em interrompê-la: quanto
tempo durará uma sonata de Mozart?
Da porta que dá para a escadaria entra um velho com um violino,
ele se
senta e começa a acompanhá-la.
Chegam então duas senhoras idosas e uma mãe com uma criança
e sentam-se para ouvir.
Depois um casal jovem, um homem com um chapéu e um
trabalhador.
Pelo prédio e pelo portão o concerto se espalha, vem gente inclusive
da rua para assistir.
Precisamos esperar.
Depois da última nota todos vão apertar a mão dela e agradecer.
Uma senhora sussurra para nós: rapazes, cuidem bem dela,
neste momento ela anda um pouco maluca,
mas quando está bem ela é muito querida.

17.
Giulia, os nossos pacientes não são um novelo a desembaraçar,
são sacos rasgados e remendados mil vezes.
O que você encontrou não é o fio da meada, a marca do
passado:
é apenas uma falha.

18.
Você, ontem, Emilio, nas tuas voltinhas eufóricas pelo hospital, foi
parar no necrotério,
e começou a dizer aos parentes para que não chorassem
e se meteu a consolar os mortos:
falava com eles, mexia os braços deles e também o rosto
para fazê-los sorrir.
Saldo: um olho roxo, uma costela quebrada e o dente
de ouro torto.
Emilio, ria o quanto quiser, mas fique longe do necrotério.

19.
Chiara, quando você está deprimida, acha que um bom médico
não pode perder tempo tratando uma pessoa sem
nenhum valor como você.
Como posso tratá-la, Chiara, se quando me interesso por
você, você pensa que sou um médico incompetente?

20.
Marcello, mergulhar na psicose é como descer sob a
água, não é fácil,
a maioria das pessoas não sabe nem nadar.
Muitos vão sem equipamento, outros são mergulhadores recreativos,
muito poucos são os mergulhadores especializados. E depois existem
os anfíbios.

Olhe para Edoardo: ele está sentado no meio dos loucos, sem
jaleco, barba comprida, desgrenhado,
brinca e ri com eles, sem falar

— eles se entendem de maneira desconhecida para nós —
agora ele está lendo e escrevendo um artigo à mesa deles,
sem se preocupar com empurrões e barulhos.
Agora estão arrumando a mesa e ele vai comer junto com eles.
Se você não o conhecesse, acharia que é um paciente.
Não fica claro se ele está melhor com eles ou conosco.
Edoardo é um anfíbio, uma rã.
Como as rãs, ele deve viver na fronteira entre a terra e a água,
se ele se afastar, desidrata e morre.

21.
Eu nunca entendi por que os pacientes da psicóloga Clara,
quando saem, estão tão sorridentes, seguros de si,
enquanto meus pacientes têm um olhar baixo, estão tristes e
inseguros.
Depois entendi: a psicóloga Clara encontra um culpado.
Os pais são os culpados ideais, mas outros também servem:
os irmãos, os primos, os avós, os amigos,
o marido, o chefe, o amante, o cachorro, a parteira, a
professora do jardim de infância, a sogra, os vizinhos,
os colegas da creche, os colegas de trabalho, o encanador, Deus,
os políticos, o clima.
Encontrado o culpado, basta rebelar-se, basta empurrar o
paciente para a desobediência, para o ataque, para o subterfúgio.
Os pacientes parecem adolescentes em guerra,
tanto que se alguém pergunta: que horas são? eles respondem:
como ousa falar comigo, você, que arruinou minha vida!
Eliminado o culpado, chega uma fase ainda mais divertida:
descobrir o que você gosta mais e fazer, sem demora:
E dá-lhe pacientes deixando esposa e filhos para fugir com a amante
de vinte anos, deixando empregos seguros para abrir um bar
nas Caraíbas, envolvendo-se em relações homossexuais, partindo para
uma volta ao mundo num barco à vela, retirando-se para meditar
na montanha Gennargentu.
Depois, se algo não der certo, basta encontrar outro
culpado, e assim por diante!

Como eu também gostaria de ter um culpado à mão para
todos os meus problemas.
Mas, se você nasceu gato, talvez seja culpa dos pais que são
gatos?
Ser gato é um fato trágico, como muitas outras coisas
da vida.

22.
O desejo não significa nada comparado ao humor,
é o cata-vento soprado pelo vento.

23.
A razão não faz mais do que cobrir de explicações racionais
aquilo que o humor já decidiu.

24.
Cada psiquiatra, com cada paciente individual, constitui
um universo à parte,
um sistema estelar à parte,
em que se aplicam as mesmas leis da física,
mas com massas, velocidades, órbitas, gravitações, atmosferas
diferentes: tudo é diferente.
Cada vez que um psiquiatra entra e se envolve em um
desses universos irrepetíveis, é o melhor.
Marcello, você acabou de dizer a Alberto uma frase que
ouviu de mim ontem: eu fiz a minha Psiquiatria,
você cria a tua.

25.
Passei a vida a uma curta distância da Besta.
Nunca olhei nos olhos dela, mas ela estava lá:
o seu fedor, a sua respiração, a sombra,
o seu coração áspero, o deslocamento de ar quando
se movia: estava lá.
Nunca a machuquei, nem a capturei, nem a dominei, muito menos
acabei com ela e a esquartejei, como deveria.

Nunca me mordeu, arrancou um membro ou devorou.
Ela estava, eu estava. Simplesmente nos observamos.
O sentido da minha vida.

26.
Pode-se trabalhar na Psiquiatria somente se você se diverte.
Eu me diverti por anos.
Não todos os anos:
não os primeiros — ilusões demais,
não os últimos — formulários demais,
não aqueles do meio — trabalho demais.

Em uma prisão infinita, eu me sentia livre.

27.
E depois de tantos anos me encontro aqui ainda,
na lida com a dor inútil.
Dor que não ensina, não regenera, não renova.
Não dor de crescimento, mas de prisão.
Não dor da poda, mas de morte.
Dor que não termina na cura, não termina na necrose e amputação:
não termina nunca.
Seja mil vezes bendita a dor útil, seja mil vezes maldita a dor inútil.

28.
E depois das palavras, o que resta de nós, Enrica?
Uma janela encostada,
duas cadeiras tronchas,
uma porta entreaberta.
No fundo das escadas um ataque de tosse,
um olhar,
uma saudação.
O portão que se fecha.
Outra vez sozinho.

De volta à sala, reencontro o teu perfume.
No ar ainda denso é quase cansativo caminhar.
No silêncio os meus passos são surdos e o fechamento de uma gaveta é um estrondo.
Uma lufada de vento e aos poucos tudo se dissolve.
Apaga-se o eco das últimas palavras, sobem os ruídos da cidade.
Agora entra uma mosca: enfia-se debaixo da mesa, vem para cima, dá uma volta ao redor do lustre.
Tudo acabado.

Algo de doce perdura na alma suspensa:
não diz respeito ao *quê* e ao *porquê*,
das palavras que você disse, que eu disse.
Diz respeito à tua solidão, Enrica, e à minha.

E penso: minha jornada é feita de muitas pequenas despedidas.
Eis o meu truque para chegar até a noite:
transformar o que mais temo em hábito.

29.
*Tortula muralis*, musgo que torna os muros macios ao toque
— e às formigas —
Idêntico a ti mesmo há quatrocentos milhões de anos.
Você não desenvolveu raízes, hastes, flores.
Nem penas, nem presas, nem posição ereta.
Você nem faz questão de entrar na fila da escala evolutiva para alcançar inteligência, autoconhecimento, contemplação de Deus.

*Tortula muralis*, você nunca vai entender nada do universo.
Ou talvez quem já entendeu tudo seja você.

30.
Estou aqui correndo ladeira abaixo para San Leonardo com os tamancos nos pés
tentando alcançar um paciente que escapou da ala.

Escapar da Psiquiatria não é impossível, basta se esconder atrás da
porta e esperar o doutor Milone voltar de uma consulta noturna:
quando eu abro a porta e entro, com meu sorriso abobalhado,
você se esconde atrás de mim. Se você for sorrateiro, nem percebo.
Escapar da Psiquiatria é algo que acontece e acontecerá sempre.
Não é um drama: faz parte do jogo, da relação
terapêutica. Os pacientes se divertem
e no fundo nós também ficamos contentes: um a menos.
Mas, se o paciente está em TSO, muda tudo: um departamento sério
não deixa escapar os pacientes em TSO.

Então estou eu aqui correndo atrás de você, Piero, às três da manhã
no centro deserto de Gênova, com meu jaleco esvoaçando
e tamancos que fazem: clack! clack!
Um fantasma.
Mas como é linda Gênova à noite.

Você corre de pijama e pés descalços: tem uma vantagem,
é mais leve,
mas não quero tirar os tamancos, a rua está suja de
fezes e cacos de vidro.
Por sorte a tua vantagem é moderada por todos os
remédios que te dei, e fico satisfeito com isso:
você está cansado, corre contra o vento.
Assim nem eu consigo te alcançar nem você me deixar para trás,
mas o tempo está do meu lado:
eu sou um ciclista, aposto na resistência.
Mais cedo ou mais tarde eu te pego.

Que beleza austera dos prédios, que brilho de luzes, que
paz, que silêncio,
Gênova se mostra, abre os braços, se pudéssemos parar...
Mas em vez disso corremos com todo o gás: clack! clack! clack!

Passamos pelas portas de metal da melhor sorveteria
da cidade e chegamos à Piazza De Ferrari: não há viva

alma, é toda nossa.
Você corre em volta da fonte, eu
atrás. Um grupo de bêbados aparece do centro histórico e,
ao nos ver, para de cantar:
há um fantasma perseguindo um sonâmbulo.

Percebo que você se enfia no beco San Matteo, despencando
em direção ao mar. Eu atrás.
Clack! clack! A Piazza De Ferrari à noite faz eco.
Um policial por reflexo começa a correr atrás de nós.
Ele corre de botas.
Mas que linda essa faixa de estrelas sobre as vielas.

Piazza Caricamento: você está frito,
se não te paro eu, o mar vai cuidar disso.
Você para ofegante, apoiado na grade que dá
para a água. Eu te alcanço e fico ao teu lado
ofegando também.
Por um tempo cada um só pensa em respirar, então eu
sugiro, esbaforido: Podemos fugir para a Córsega, o que você me diz?

Naquele momento chega o policial.

31.
E enquanto dois pacientes gritam, um enfermeiro xinga, dois
saem no tapa, um outro reclama, um está no telefone
cuidando da sua vida, os aquecedores não funcionam, não há
canetas,
o colega protesta: por que você o internou se ele está bem?
E o paciente protesta: por que o senhor me internou se estou bem?
Eu continuo pra lá e pra cá, com meus oculozinhos, em busca
da dor dos outros.

32.
Você, que fica, seja gentil:
me avise quando Gina começar a falar.

Me avise quando Emilio parar de rir.
Me avise quando Filippo não ouvir mais vozes.
Me avise quando Tommaso sair de casa.
Me avise quando Lucrezia voltar de
onde se meteu.
Basta um sorriso anuindo com a cabeça.
Eu entenderei.

Nota do autor

Comecei a trabalhar em 1980 em um Centro de Saúde Mental logo após a sua criação e em seguida, de 1988 a 2016, trabalhei em uma enfermaria psiquiátrica em um hospital geral. São quase quarenta anos de vida e de Psiquiatria, que este livro relata de uma maneira completamente pessoal, sem respeitar a ordem cronológica. Os fragmentos que compõem estas páginas estão misturados, unidos por semelhança e por contraste, reunidos por temas, abrangendo toda a duração da minha atividade profissional.

Ao longo dos anos, muitas coisas mudaram: não existem mais cozinhas nos departamentos, ninguém jamais sonharia em transformar um depósito de vassouras em um consultório para entrevistas, e assim por diante.

Mas, acima de tudo, mudaram os medicamentos e as diretrizes, e o uso da contenção foi drasticamente reduzido.

Eu não sou um nostálgico da velha Psiquiatria: a questão não é conter ou não conter, mas fazer ou não fazer uma boa Psiquiatria. O verdadeiro critério é não abandonar o paciente.

Os personagens descritos por mim não correspondem a pessoas reais específicas. Gostaria de observar que por pouco não chamei o terrível Rufo pelo nome de Fabio, meu segundo nome: existe, portanto, um jogo de espelhos até com os personagens aparentemente mais distantes de mim, e com os próprios pacientes. Falei, por diversão, de alguns aspectos críticos ou ridículos em um quadro geral notavelmente positivo, com centenas de colegas maravilhosos com os quais tive, por anos, a honra e o prazer de trabalhar.

Um agradecimento a Giovanni Profumo e à sua teimosia, sem a qual o livro não teria encontrado a luz.

| | | |
|---|---|---|
| 9 | Primeiro capítulo | |
| | Ala 77 | |
| 29 | Segundo capítulo | |
| | O quarto das glicínias | |
| 45 | Terceiro capítulo | |
| | Lucrezia | |
| 61 | Quarto capítulo | |
| | Pela cidade | |
| 79 | Quinto capítulo | |
| | Más companhias | |
| 97 | Sexto capítulo | |
| | Se você não fosse você, se eu não fosse eu | |
| 117 | Sétimo capítulo | |
| | A Senhora | |
| 133 | Oitavo capítulo | |
| | Amarrar as pessoas | |
| 155 | Nono capítulo | |
| | A palavra é palha | |
| 167 | Décimo capítulo | |
| | Tortula muralis | |
| 181 | Nota do autor | |

Das Andere
últimos volumes publicados

14. Etty Hillesum
    Uma vida interrompida
15. W. L. Tochman
    Hoje vamos desenhar a morte
16. Morten R. Strøksnes
    O Livro do Mar
17. Joseph Brodsky
    Poemas de Natal
18. Anna Bikont
    e Joanna Szczęsna
    Quinquilharias e recordações
19. Roberto Calasso
    A marca do editor
20. Didier Eribon
    Retorno a Reims
21. Goliarda Sapienza
    Ancestral
22. Rossana Campo
    Onde você vai encontrar
    um outro pai como o meu
23. Ilaria Gaspari
    Lições de felicidade
24. Elisa Shua Dusapin
    Inverno em Sokcho
25. Erika Fatland
    Sovietistão
26. Danilo Kiš
    Homo Poeticus
27. Yasmina Reza
    O deus da carnificina
28. Davide Enia
    Notas para um naufrágio
29. David Foster Wallace
    Um antídoto contra a solidão
30. Ginevra Lamberti
    Por que começo do fim
31. Géraldine Schwarz
    Os amnésicos
32. Massimo Recalcati
    O complexo de Telêmaco

33. Wisława Szymborska
    Correio literário
34. Francesca Mannocchi
    Cada um carregue sua culpa
35. Emanuele Trevi
    Duas vidas
36. Kim Thúy
    Ru
37. Max Lobe
    A Trindade Bantu
38. W. H. Auden
    Aulas sobre Shakespeare
39. Aixa de la Cruz
    Mudar de ideia
40. Natalia Ginzburg
    Não me pergunte jamais
41. Jonas Hassen Khemiri
    A cláusula do pai
42. Edna St. Vincent Millay
    Poemas, solilóquios e sonetos
43. Czesław Miłosz
    Mente cativa
44. Alice Albinia
    Impérios do Indo
45. Simona Vinci
    O medo do medo
46. Krystyna Dąbrowska
    Agência de viagens
47. Hisham Matar
    O retorno
48. Yasmina Reza
    Felizes os felizes
49. Valentina Maini
    O emaranhado
50. Teresa Ciabatti
    A mais amada
51. Elisabeth Åsbrink
    1947
52. Paolo Milone
    A arte de amarrar as pessoas

Dados Internacionais
de Catalogação na Publicação (CIP)
(Câmara Brasileira do Livro, Brasil)

Milone, Paolo
   A arte de amarrar as pessoas /
Paolo Milone ; tradução de Cezar
Tridapalli. -- 1. ed. -- Belo Horizonte,
MG : Editora Âyiné, 2024.
Título original: L'arte di legare le persone
Isbn 978-65-5998-139-7
1. Depressão
2. Psicologia
3. Psiquiatria
4. Suicídio
I. Título.
   24-190992
   CDD-150

Índices para catálogo sistemático:
1. Psicologia 150
Tábata Alves da Silva
   Bibliotecária CRB-8/9253
Nesta edição, respeitou-se
   o Novo Acordo Ortográfico
   da Língua Portuguesa.